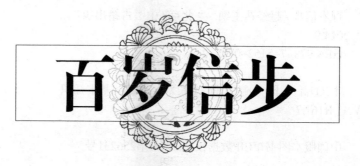

百岁信步

主编◎赵经达
副主编◎江润霞 张绍花 赵曜

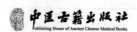
中医古籍出版社
Publishing House of Ancient Chinese Medical Books

图书在版编目（CIP）数据

百岁信步 / 赵经达主编. -- 北京：中医古籍出版社，2014.9
　　ISBN 978-7-5152-0703-2

　　Ⅰ.①百… Ⅱ.①赵… Ⅲ.①长寿－保健－基本知识 Ⅳ.①R161.7

中国版本图书馆CIP数据核字(2014)第256231号

百岁信步
赵经达◎主编

责任编辑	王益军
出版发行	中医古籍出版社
社　　址	北京市东直门内南小街16号（100700）
经　　销	全国各地新华书店
印　　刷	三河市德辉印刷有限公司
开　　本	880×1230　1/32
印　　张	8.375
字　　数	113千字
版　　次	2015年12月第1版　2015年12月第1次印刷
书　　号	ISBN 978-7-5152-0703-2
印　　数	0001~2000册
定　　价	26.00元

读者服务部电话：010-84027448

前　言

　　观察力,是一种特殊形式的感知能力,指人在感知活动过程中通过眼、耳、鼻、舌等感觉器官准确、全面、深入地感知客观事物特征的能力。

　　简单地说,观察力是一个人观察事物的能力。观察力是一种感觉与思维高度协调的能力,也是一种智力。它是人类认识能力的重要组成部分。人类对事物的认识程度、水平,与观察力的强弱有很大的关系。

　　下面讲一个小故事。一位教授,为了向学生证实糖尿病患者的尿液中含有糖分,就先做了个示范,把一根手指伸进一杯事先准备好的尿液样本中,然后把指头放在自己的舌头上尝了一下。之后他要求学生也这样操作一遍。

　　学生们都皱起眉头,虽然他们不很情愿,但还是一个个照着教授的指示把手指伸进尿液中,然后用舌头舔了舔。

　　当所有的学生都做完之后,教授摇了摇头,露出哭笑不得的表情,十分遗憾地说:对于你们为了科学,甘愿亲身体验的精神,我深表赞赏。若以你们这种粗心大意的观察力去从事科学工作,将来想要有所作为,取得出色的成就,我只能说很难!

　　原来,教授在做实验前,使了一个小小的花招:他伸进尿液中的是食指,而放在舌头上的却是中指,只是动作做得比较快,瞒过了大家的眼睛而已。

　　观察力对人们来说非常重要。观察是一个人智力活动的门户。人们认识事物,都由观察开始,继而开始注意、记忆和思考。任何一个人,如果没有较强的观察力,他的智力很难达到高水平。

　　那么,人们该如何训练观察力呢?

　　人的观察力虽然受先天生理、心理因素的影响和制约,但主要还在于后天实践中的训练和养成。培养和训练观察力可以从以下几个方面入手。

　　第一,确立观察的目标。一个人在进行感知时,如果没有明确的目的,那只能算是一般感知,而不能称作观察。只有带着目的和任务进行观察,才会对自己的观察力提出较高的要求,从而提高观察力。

　　第二,制订观察计划。观察不是随随便便、漫无条理,就能奏效的。我们必须将观察力指向并集中于要观察的事物,全面系统、有条不紊地进行,才有助于提高观察力。

　　第三,培养敏锐性和好奇心。观察的敏锐性与一个人的兴趣往往是密切相关的。不同的人在观察同一事物时,会因为自己的兴趣而导致关注点不同,而好奇心是提高观察力的重要前提。一个人具有好奇心，对其观察的事物具有浓厚的兴趣，他就会坚持长期持久的观察而不感到厌倦，从而提高观察力。

第四，掌握丰富的知识。歌德曾说过："我们见到的只是我们知道的。"一个知识渊博、经验丰富的人，在错综复杂的大千世界中，自然容易观察到许多有意义的东西。相反，一个知识面狭窄、经验贫乏的人，面对许多被观察的对象，总有应接不暇的感觉，结果什么都发现不了。科学家巴斯德说过，在观察的领域里，机会只偏爱那些有准备的人，就是这个道理。

第五，熟练运用各种观察和思维方法。在观察过程中，运用基本的思维方法，对事物进行有效的比较、分类、分析、综合，找出它们之间的不同点和相同点，这样，就易于把握事物的特点。考察事物的各种特性、部分、方面以及由这些特性、部分、方面所连成的整体，就会使人们易于把握整个事物，从而提高人们对客体观察的迅速性、完整性、真实性和深刻性。

人们要认识一个事物总是从观察开始，有了观察，才开始有了注意、记忆、想象、思想乃至创新。没有仔细的观察，思维就会因缺少材料而得不到良好的发展。多听，多看，锻炼感官，积累知识，是观察力得以发展的前提。

翻开名人传记，我们不难发现，人类历史上，尤其是在科学发展史上获得巨大成功的人士大都具有优良的观察力。达尔文就曾对自己的工作做过这样的评价："我没有突出的理解力，也没有过人的机智，只是在觉察那些稍纵即逝的事物并对其进行精细观察的能力上，我可能在众人之上。"而俄国伟大的生物学家巴甫洛夫在他的实验室外建筑物上刻着："观察，观察，再观察。"

因此，要想拥有智慧的头脑，就要拓宽视野，勇于观察，善于观察，为智力的发展开启一扇明亮的窗户！

编　者

目 录

第一篇 纠正大脑误差 1
基础知识介绍 2
观察训练营 8
   1. 灰度 8
   2. 深度 9
   3. 侧抑制 9
   4. 高帽 10
   5. 正弦波幻觉 10
   6. 长短 11
   7. 线段 11
   8. 八字错觉 12
   9. 高度幻觉 12
   10. 三角形错觉 13
   11. 距离错觉 13
   12. 拖兰斯肯弯曲错觉 14
   13. 谢泼德桌面 14
   14. 平行 15
   15. 平行线 15
   16. 曲线幻觉 16
   17. 不平行错觉 16
   18. 平行还是相交 17
   19. 策尔纳幻觉 17
   20. 这些线平行吗 18
   21. 这是正方形吗 18
   22. 这是个圆吗 19
   23. 圆怎么变成了心形 19
   24. 弗雷泽螺旋 20
   25. 缠绕 20
   26. 韦德螺旋 21
   27. 切斯塞尔幻觉 21
   28. 曲线错觉 22
   29. 黑林幻觉 22
   30. 奥毕森幻觉 23
   31. 伯根道夫环形错觉 23
   32. 盒子错觉 24
   33. 庞泽幻觉 24
   34. 不共线错觉 25
   35. 康斯威特方块 25
   36. 消磨亮度幻觉 26
   37. 色度错觉 26
   38. 蒙德里恩幻觉 27
   39. 共时对照幻觉 27
   40. 冯特区域错觉 28
   41. 冯特色块错觉 28
   42. 双塔 29
   43. 角度大小 29
   44. 圆圈 30
   45. 直线 30
   46. 奇怪的门 31
   47. 隧道 31
   48. 恐怖的地下室 32
参考答案 33

第二篇 发现另类角度 37
基础知识介绍 38
观察训练营 41
   49. 公园里的狮子 41
   50. 脸 42
   51. 鲁宾的面孔 43
   52. 栏杆中的人 43
   53. 凯尼泽三角形 44
   54. 男人还是女人 44
   55. 隐藏的单词 45
   56. 背景幻觉 45
   57. 两套厨房用具 46

58. 不同动物的镶嵌 46
59. 怪物镶嵌 47
60. 老人与情侣 48
61. 人群 49
62. 老妇与少女 50
63. 萨克斯手与美女 50
64. 单词 51
65. 手掌与狮子 52
66. 爱情的背后 52
67. 角度 53
68. 老妇与少女 53
69. 变老的错觉 54
70. 海鸟还是海岛 54
71. 因纽特人 55
72. 伪装错觉 55
73. 大象的腿 56
74. 这是什么结构 56
75. 不可能的叉子 57
76. 筷子三塔 57
77. 三个还是四个 58
78. 奇特的烤肉串 59
79. 凯旋门 59
80. 三角形 60
81. 扭曲的三角 60
82. 不可能的螺丝帽 61
83. 不可能的书架 61
84. 反射错觉 62
85. 望楼 62
86. 上升和下降 63
87. 瀑布 63
88. 上与下 64
89. 楼梯 65
90. 相对性 66
91. 手画手 66
92. 网格错觉 67
93. 闪烁的点 67
94. 幻觉产生幻觉 68
95. 虚幻的圆 68
96. 注意力幻觉 69
97. 旋转斜线错觉 69
98. 它动了吗 70
99. 咖啡店幻觉 70
100. 凯淘卡波 71
101. 棋子 71
102. 大内错觉 72
103. 静止还是运动 72
104. 方向余波 73
105. 圆圈 73

参考答案 74

第三篇 积极锻炼眼力 79

基础知识介绍 80
观察训练营 84
106. 交通问题 84
107. 行程路线 85
108. 路径 85
109. 箱子大小 86
110. 最短的距离 86
111. 传送带 87
112. 左视图 87
113. 俯视图 87
114. 消防设备 88
115. 送货员的路线 88
116. 连点画方 89
117. 与众不同 89
118. 解开铁环 90
119. 几根绳子 90
120. 电路 91
121. 第三根铅笔 91
122. 面积大小 92
123. 剪纸带 92
124. 调换位置 92
125. 取出"B" 93
126. 完美的六边形 93

吃多少比吃什么更重要。

加利福尼亚州普里蒂金长寿中心一位讲师曾说过这样一句话："如果你宁死也不想改变自己的生活方式,那么你就会如愿以偿。"

抗衰老要抓早,切不可到老年时再抗衰老。研究表明,人体各器官的老化大多从40岁左右开始,动脉硬化和免疫功能下降甚至在青年期已出现。养生没有早晚,岁数再大亦需要养,养比不养好。

不论该书发行量多少,无论有多少人读过该书,你必须按书中内容执行实施方能有结果,方能预防高血压、糖尿病、冠心病、脑血栓、脑出血等疾病。

我们刚解决温饱问题又要倍受"饥寒交迫",像是与我们的奋斗目标不一致。如果我们有了温饱紧接着又攒足了吃药的钱,岂不也是一种悲哀。

如果您想干什么就干什么,想吃什么就吃什么,那么你必须有健康的身体,没有健康其他都无从谈起。健康就是幸福。你是否想健康就看你怎么做了,这把金钥匙完全掌握在自己手里。

其实健康也不是你个人的事,确保健康是你对老人应尽的义务,确保健康是你对孩子的责任,确保健康是你对家庭的天职,确保健康才是对你自己负责。

一顿或几顿饭不吃是饿不死人的,但是一顿饭吃的太饱就可以发生脑出血或急性心肌梗死而致命,这就是所谓的撑死的。

目前我们需要改变一下自己的饮食习惯,不论你白天多忙,不要把主餐放在睡前,晚餐必须尽量做的简单些,或者干脆晚饭什么都不做,只吃水果,否则做的丰盛了不吃有点过意不去,一吃就多,偶尔一次可以,长期不改变这方式,你一定会出健康问题,那是迟早的事,而且不会太迟。现在不是以前了,营养过剩的损害远远远地大于饥饿的危害。

人生下来就要受到法律、规章制度、信仰、道德标准等约束,如果你为所欲为触及相关底线，就要受到相应的惩罚；在饮食方面也一样，如果你为所欲为也同样会受到惩罚，而失去健康。

活着是为吃还是吃为活着，你一定要搞清楚，若是前者那你尽情地吃，待你吃完该次上帝分给你的口粮后，那你就该再去领一次；若你是后者对上帝分的口粮节省着（实际需要量）吃，百岁之后你的口粮还有很多剩余，那你还愁什么？去游山玩水吧。

养生其实很简单，简单地用一句话即可概括：养生就是养成良好的生活习惯，降低自身代速！

本书适合于想长期拥有健康、想长期保持健康、想永久恢复健康的大部分读者；本书还适合于有家族史又不想得糖尿病、高血压、脑血栓、脑出血、脑萎缩、老年痴呆症读者；本书还适合于想一百岁时仍能头脑思维敏捷，四肢活动灵活的读者。

该书引用了很多专业术语、实验数据，非专业人员有时很难读懂，其实一般读者不必一一读懂，核心内容绝大多数都好理解，不太影响使用效果。

由于本人水平所限、观点所限、条件所限，书中肯定有许多不足或缺陷，敬请同仁斧正。

目　录

1. 人为什么会衰老 ·· 1
1.1 基因程序衰老说（国际公认）····························· 1
1.2 自由基说（国际公认）···································· 4
1.3 衰老的免疫学说 ·· 7
1.4 中枢神经系统功能减退学说 ······························ 9
1.5 内分泌功能减退学说 ······································ 9
1.6 内外因学说 ··· 10
1.7 微循环障碍学说 ·· 11
1.8 组织器官自然磨损学说 ···································· 11
1.9 自身中毒学说 ·· 11
1.10 代谢失调学说 / 微量元素学说 ·························· 12

2. 促进新陈代谢就等于促进死亡 ································ 14
2.1 较高的基础代谢 ·· 14
2.2 人体细胞分裂次数有限 ···································· 15
2.3 促进代谢的某些生活习惯 ································· 16
2.4 促进代谢等于促进死亡 ···································· 18

3. 降低人体的新陈代谢就延缓衰老 ······························ 22
3.1 灯用小炷的养生理论 ······································ 22
3.2 长寿生物的提示 ·· 22
3.3 限食延年的机理 ·· 25

4. 如何降低人体的新陈代谢 ········· 32
   4.1 降低体温 ····························· 32
   4.2 控制饮食热量降低代谢 ················ 35
   4.3 控制饮食热量改善基因表达 ············ 38
   4.4 控制饮食热量降低胰岛素水平 ·········· 38
   4.5 控制饮食热量降低核心体温 ············ 39
   4.6 控制饮食热量降低 24 小时能耗 ········ 39
   4.7 控制饮食热量降低 DNA 损伤和氧化应激 ·· 40
   4.8 降低自己身体的代速 ·················· 40
   4.9 热量限制对抗氧化酶系统的影响 ········ 43
   4.10 减少自由基产生是关键 ··············· 43
   4.11 加速自由基清除 ····················· 43
   4.12 为什么拼命节食还是瘦不下来 ········· 48
   4.13 限食的典例 ························· 49
   4.14 长寿饮食法 ························· 50
   4.15 过度的热量限制可能引起的健康问题 ··· 53

5. 锻炼自己的大脑 ····················· 55
   5.1 保持脑血管通畅 ······················ 55
   5.2 保持生活的希望 ······················ 55
   5.3 大胆地赶时髦 ························ 56
   5.4 干自己感兴趣的事 ···················· 57
   5.5 学习 ································ 58
   5.6 充足睡眠 ···························· 61
   5.7 消除生活中的损脑行为 ················ 63
   5.8 通过精神的力量获得长寿 ·············· 63
   5.9 仁者寿 ······························ 64
   5.10 "话聊"有益身心 ····················· 65
   5.11 "五童常在"养生法 ··················· 66
   5.12 存我春 ······························ 67

5.13 健脑行动全面防止脑衰退 ………………………… 68
5.14 下面推荐四种脑营养食物 ………………………… 70
5.15 抗大脑衰老剂 ……………………………………… 72

6. 增强自己的免疫能力 …………………………………… 73
6.1 免疫系统 ……………………………………………… 73
6.2 提高免疫能力方法 …………………………………… 76

7. 维护好自己的内分泌 …………………………………… 87
7.1 甲状腺 ………………………………………………… 89
7.2 胰腺 …………………………………………………… 90
7.3 肾上腺 ………………………………………………… 90
7.4 性腺 …………………………………………………… 92
7.5 松果体 ………………………………………………… 102
7.6 胸腺 …………………………………………………… 107

8. 创造良好的生存环境 …………………………………… 109
8.1 精神因素 ……………………………………………… 109
8.2 环境因素 ……………………………………………… 111
8.3 注意饮食清洁 ………………………………………… 115

9. 让自己的血管保持通畅 ………………………………… 116
9.1 正常的微循环是健康长寿的保障 …………………… 116
9.2 微循环障碍是疾病发生的中间环节 ………………… 118
9.3 心血管 ………………………………………………… 124
9.4 保养血管和改变血管病变 …………………………… 129

10. 减少自己的器官组织磨损 …………………………… 134
10.1 器官的独立年龄 ……………………………………… 134
10.2 组织器官的磨损与修复 ……………………………… 136
10.3 减少重要组织器官的磨损 …………………………… 139

11. 避免或减少毒素吸收增加毒素排泄 ········· 162
- 11.1 人体垃圾 ········· 162
- 11.2 人体垃圾来源 ········· 165
- 11.3 如何减少垃圾的产生吸收增加排泄 ········· 173

12. 让代谢正常进行 ········· 193
- 12.1 机体可以通过几种不同的方式产热 ········· 193
- 12.2 提高机体代谢的方法有多种其中方便方法有以下几种 ········· 195

13. 体育锻炼 ········· 197
- 13.1 运动与自由基 ········· 198
- 13.2 运动对线粒体 DNA 的影响 ········· 200
- 13.3 运动对免疫系统影响 ········· 201
- 13.4 运动对内分泌的影响 ········· 201
- 13.5 适量运动不仅清洁血液，而且清洁动脉壁 ········· 202

14. 体内有机物都是可以燃烧的 ········· 205
- 14.1 人体所需要的主要营养元素 ········· 207
- 14.2 体内有机物都是可以燃烧的 ········· 213
- 14.3 热量限制与自噬作用（参考前文） ········· 214
- 14.4 如何让体内有害的有机物燃烧掉 ········· 220
- 14.5 为什么要不停的吃水果蔬菜无热量的食物 ········· 225
- 14.6 肥胖的危害 ········· 228

15. 不同疾病的饮食方法 ········· 232
- 15.1 内科疾病 ········· 234
- 15.2 眼病 ········· 246
- 15.3 外科疾病 ········· 247

后 记 ········· 257

1. 人为什么会衰老

衰老

这个词意味着随着年龄增加，机体逐渐出现的退行性变化、死亡率上升。衰老的普遍性、内因性、进行性及有害性作为衰老的标准被普遍接受。千百年来，人们一直在探索健康长寿的奥秘，充满对青春长驻、延年益寿的向往。自有史记载以来，我国古代的人们就一直在寻求延年及养生的方法。那么衰老是如何发生的呢？对生物为何衰老即衰老机制的研究则是探索衰老本质的核心问题，同时又是比较复杂、尚无最后定论的关键所在。人类只有认识了自己为什么会衰老，揭开了衰老之迷，才能有效地防治老年性疾病，推迟老年的进程，使人类最大限度地延长生命。

探索衰老发生的机理既是一个古老的问题，又是一个崭新的科研领域。在医学漫长的历史发展过程中，有人认为总共提出过数百个衰老的假说。祖国医学在抗衰老方面积累了丰富的经验，提出了"阴阳失调说"、"脏腑虚衰说"、"精气神亏耗学说"等等，渗透着对自然界宏观的认识。国外的古代医学家和哲学家也从不同角度解释衰老，对于我们认识衰老起到积极的作用。但因历史条件与科学水平的限制，这些学说有很大的局限性。

衰老学说有三百余种，有些学说已被否定，近年来比较有影响的学说可归纳为以下几个。

1.1 基因程序衰老说（国际公认）

基因程控学说：衰老过程像计算机编码的程控过程。是一种称为"时间基因"的东西在操纵这一切。基因的研究是当今生命科学研究的重点、难点和热点。人类所有的疾病，都可能找到相应的变异基因，我们所有的生命活动都由相应的基因在控制，衰老也概莫例外。基因可能正是控制主宰我们生命的那只上帝之手。

一个中年人大约由 50~60 万亿个细胞组成，这些细胞从胚胎开始分裂 46~50 次后，就不再分裂，然后死亡。根据这个细胞分裂次数推算，人类的寿命应是 120 年，这就说明，衰老在机体内类似一种"定时钟"，即衰老过程是按一种既定程序逐渐推进，动物种属最高寿限是由某种遗传程序规定的，机体衰老现象也是按这种程序先后表现出来的。与之类似的还有：

端粒学说支持这点：1990 年美国科学家提出。他认为染色体顶端的染色粒（端粒）的长度与衰老和寿命相关。其功能是保护染色体的完整性和稳定性，防止染色体被酶解或两条染色体间的融合、丢失与重叠。端粒的长短与细胞分裂的次数有关。体细胞每传代一次，端粒缩短一次，当端粒缩短至一定长度时，正常人的双倍染色体就不能再行分裂，细胞开始衰老和死亡。

端粒中还存在一种端粒酶，它具有调控端粒长短的能力，其活性也随年龄大小而不同。年轻时活性大，较容易延长端粒，这是年轻人不易显老的原因。此外，男性端粒长度缩短略快于女性，这也是男性平均寿命低于女性的原因。端粒酶的特性让人们看到了长生不老的曙光。根据端区学说的原理，可否将人类体细胞引入端粒酶使细胞不断生长，从而达到长生不老，这是人类未来研究的方向。

就该学说而言，人生下只有等死啦，有好多人也认为人生何病也是有基因决定的，这有他的道理。如果你父母长寿那你就可能长寿，这就是所谓的长寿基因。这可能有个前提，你和你父辈的生活习惯有相似之处。但是除了个别遗传性疾病外，大多需要满足一定条件方能发病，就像高血压、糖尿病。我们的父辈基因应与我们相近，但是在六七十年代又有几个得这种病的呢？特别在广大农村，几个村也没听说有一个糖尿病患者，而此后呢，六十或七十年代出生的患此病的就多起来了。我们的父辈患此病的也多起来，这种几亿个样本前后对比的结论其可信度，是任何一个国家任何一个实验都无法与之比拟的。这只改变了一个条件，吃进的热量（饭）比你使出的热量多了，吃进去的在体内有多余的，这是唯一改变的条件，说白了吃的多干的少。并不单是吃的孬，而是吃的多干的多。基因还是那个基因，只是改变了一个条件，结果就大相径庭了。

美国麻省理工学院的一个小组以前发现，酵母有一个叫 SIR2 的基因，能在食物热量供应减少的情况下延缓衰老过程。科学家在后来的实验鼠体内发现了一个类似的基因，名叫 SIRT1。

科学家对低热量食物的实验鼠进行研究，发现其脑、肝、肾和脂肪组织里，SIRT1 蛋白质水平至少比正常值高 50%。人们随后从这些实验鼠体内提取血清，用于在培养皿里培养人类细胞。结果发现，鼠血清促使人类细胞产生的 SIRT1 蛋白质增多，使细胞免于凋亡。

限食与基因关系：热量限制可以使酵母的寿命延长 20%~40%。美国麻省理工学院分子生物学家们近年来从寻找酵母基因和一种代谢酶，发现老化与一种"压制信息调节器"（SIR）的基因有关。确切地说，热量限制与 SIR 这种基因的表达有关。SIR2 编码了一个蛋白可以促进紧密型染色质的结构，可以防止或者促使候选基因转达的静息化。他们确认，SIR2 基因是决定长寿的关键因素。SIR2 使细胞 DNA 键紧密缠绕在一起，从而使那些想"乱说乱动"的基因"闭嘴"。这减慢了细胞核中遗传垃圾的积聚，而遗传垃圾的积聚正是细胞死亡的原因。SIR2 的作用减慢了老化速度，这说明了限制热量摄入与长寿之间的分子关系。如果让动物减少食量，激活 SIR2 相应增加。SIR2 对细胞中其他基因的压制越多，细胞的寿命就越长。

这样看来基因决定了我们的生命极限，目前是 120~170 岁，决定了我们满足发病条件时会患某种病,但是基因没有决定我们的生命底线,就是我们最少能活多少岁,那么我们听天由命是站不住脚的。那么如果我们不满足基因发病的条件,我们就应该健康活120~170岁。这就是本书的目的。

1.2 自由基说(国际公认)

1956年,哈曼(D.Harman)提出了衰老的自由基学说,其基本观点是,衰老是由自由基引起的组织随机毒害的结果。自由基,化学上也叫"游离基",是指能够独立存在的含有一个或多个未成对电子的分子或分子的一部分。正常情况下人体内的自由基是处于不断产生与清除的动态平衡中。过多的活性氧自由基就会有破坏行为,导致人体正常细胞和组织的损坏,从而引起多种疾病。

自由基之所以促使人体衰老,是因为它们的化学性极强,能引起细胞的结构和功能发生退行性改变,能使不饱和脂酸起超氧化作用产生脂褐素;能使蛋白质变性和发生交联,能使酶及激素失活和使免疫力降低等等。直接或间接危害人体器官的功能,导致代谢失调和机体衰老。

自由基对人体的具体危害作用,下面将作扼要阐述。

1.2.1 破坏细胞膜

生物膜(包括质膜和细胞膜)的主要成分是多不饱和脂酸,氧自由基能使膜的不饱和脂酸起过氧化作用,破坏膜的结构,产生多种过氧化物,这些过氧化物是不稳定的,易分解生成一系列的复杂产物,其中大部分含有醛基、酮基、羟基、羧基。能引起细胞代谢障碍,甚至死亡。

1.2.2 形成脂褐素

氧自由基能使细胞的多不饱和脂酸起过氧化作用产生醛类（主要为丙二醛）及其有关产物。这些产物同蛋白质的氨基酸残基、核酸的碱基、糖类、脂类及酶等结合成高度复杂的交联状脂褐素，亦称衰老色素。衰老色素主要累积在脑细胞、神经元、心肌、骨骼肌、肝脏和皮肤等器官中。累积在皮肤结缔组织中的脂褐色素就形成一般所称的老年黑斑。年轻人体内含有清除自由基的化合物较多，一般不产生这种黑斑，老年人体内排除自由基的能力下降，脂褐素在体内的累积随年龄增加而增加。当脂褐素在体内累积过多后，即会同某些酶结合而使酶失活，使细胞结构起退行性改变，引起血管硬化，线粒体的呼吸作用受阻，神经元数目减少，从而使中枢神经功能降低，总的现象就是衰老过程加速。感觉和记忆力下降，动作迟缓及智力障碍。

1.2.3 引起 DNA 突变

氧自由基对线粒体及 DNA 都有伤害作用，引起线粒体破坏，DNA 裂解和突变。羟自由基可与组成 DNA 分子中胸腺嘧啶的第 5、6 位双键结合破坏 DNA 分子的活性。人体中的 DNA 也会发生交联和突变，导致 DNA 在复制和转录过程中产生差错。

1.2.4 破坏蛋白结构

自由基对人体的另一种危害性是使蛋白质，特别是使胶原蛋白变性和交联，从而使细胞组织的功能下降。结缔组织的胶原蛋白与人体衰老的关系尤为密切，它占人体蛋白质量的 25%~30%，其溶解性随年龄增高而下降，老人皮肤起皱纹，即由于胶原蛋白的收缩所致。此外，骨质疏松易骨折、眼球晶体浑浊发生白内障等疾病，也都是胶原蛋白结构改变的结果。

1.2.5 使酶失活

酶是一切代谢反应的媒介,其活性与它们的立体结构密切相关。自由基能使酶分子起交联反应,改变其立体结构,从而使其丧失活性,成为无用的酶,甚至成为妨碍代谢的物质,使机体代谢的重要环节发生异常,引起衰老。

1.2.6 破坏激素

自由基在机体内引起的交联反应,有可能对激素起破坏作用,老年人的性激素和胸腺激素水平都比青壮年人的低,这也可能与自由基对有关腺体激素的破坏作用有关。

1.2.7 使免疫系统受损

由于自由基的影响,使淋巴细胞受损,引起细胞免疫与体液免疫功能减退,并使免疫识别能力下降出现自身免疫性疾病。如风湿性关节炎就可能是这样引起的,自由基或过氧化物可使关节液中的粘多糖降解,成为关节炎的重要原因之一。而且抗病能力下降,不能有效抵御细菌病毒的入侵。目前的看法是不少致癌物必须在体内经过代谢活化形成自由基,并攻击DNA才能致癌。

1.2.8 生物分子自然交联

生物体是一个不稳定的化学体系,体系中各种生物分子具有大量的活泼基团,它们必然相互作用发生化学反应使生物分子缓慢交联以趋向化学活性的稳定。随着时间的推移,交联程度不断增加,生物分子的活泼基团不断消耗减少,原有的分子结构逐渐改变,这些变化的积累会使生物组织逐渐出现衰老现象。生物分子或基因的这些变化一方面会表现出不同活性甚至作用彻底改变的基因产物,另一方面还会干扰RNA聚合酶的识别结合,从而影响转录活性,表现出基因的转录活性有次序地逐渐丧失,促使细胞、组织发生进行性和规律性的表型变化乃至衰老死亡。

生物分子自然交联说论证生物衰老的分子机制的基本论点可归纳如下：其一，各种生物分子不是一成不变的，而是随着时间推移按一定自然模式发生进行性自然交联。其二，进行性自然交联使生物分子缓慢联结，分子间键能不断增加，逐渐高分子化，溶解度和膨润能力逐渐降低和丧失，其表型特征是细胞和组织出现老态。其三，进行性自然交联导致基因的有序失活，使细胞按特定模式生长分化，使生物体表现出程序化和模式化生长、发育、衰老以至死亡的动态变化历程。

正常代谢反应的中间产物包含自由基，对细胞会造成不可逆的损伤，如脂类的过氧化与大分子的交联，其后果是使胞内酶失活，以及像脂褐质一类的惰性物质在胞内沉积。此说虽然无直接证据，但以抗氧化剂或自由基净化剂饲喂小鼠可延长寿命，或抑制脂褐质的形成。此外，抗氧化剂还有加强机体免疫反应，抑制肿瘤及自体免疫疾病等作用，都从侧面为此说提供了间接的证据。

自由基对人体损害及在人体衰老过程的作用是公认的，可以用药物捕获它，笔者认为最好的还是让它产生的少一些为好，若产出来再想法捕获为时已晚，因为捕获它以前有些对身体已产生危害。如何减少自由基产生以后有关章节提及。

1.3 衰老的免疫学说

衰老的免疫学说可以分为两种观点：第一，免疫功能的衰老是造成机体衰老的原因；第二，自身免疫学说，认为与自身抗体有关的自身免疫在导致衰老的过程中起着决定性的作用。衰老并非是细胞死亡和脱落的被动过程，而是最为积极地自身破坏过程。

从衰老的免疫学说可以看出免疫功能的强弱似乎与个体的寿命息息相关，迄今的研究表明机体在衰老的过程中确实伴有免疫功能的重要改变。

1.3.1 个体水平

伴随衰老，免疫功能改变的特点是对外源性抗原的免疫应答降低，而对自身抗原免疫应答增强。简单地说就是抵抗致病微生物的能力差了，但是自残能力增强。随衰老自身抗体的检出率升高，细胞免疫也随增龄而降低。

1.3.2 器官、组织水平

人类的胸腺出生后随着年龄的增长逐渐变大，13~14岁时达到顶峰，之后开始萎缩，功能退化，25岁以后明显缩小。新生动物切除胸腺后即丧失免疫功能，年轻动物切除胸腺后，免疫功能逐渐衰退，抗体形成及移植物抗宿主反应下降。

1.3.3 细胞、分子水平

老年动物和人的T细胞功能下降，数量也减少。随年龄的增长，机体对有丝分裂原刀豆蛋白A、植物血凝素（PHA）的增殖反应能力下降。这是衰老的免疫学特征之一。伴随老化，细胞因子的分泌有明显的改变。在T细胞的增殖中白细胞介素–2（IL-2）的产生和IL-2受体的出现是很重要的，老年人IL-2产生减少，IL-2受体，特别是高亲和性受体的出现亦减少。

自身免疫观点认为免疫系统任何水平上的失控都可以导致自身免疫反应的过高表达，也从而表现出许多衰老加速的证据。免疫系统虽然对生存期可以产生影响，但并非决定因素。免疫系统的增龄改变是衰老导致的多种效应的表现，应该视为整体衰老的一部分，而不是衰老的始动原因。

1.4 中枢神经系统功能减退学说

人的大脑大约有 140 亿个神经元,从出生直到 18 岁左右,脑细胞的数量变化不大,但从成年起,脑细胞由于退化而逐渐死亡。到 60 岁左右将失去一半。同时,运动神经的传导速度和感觉神经的传导速度也都随年龄增加而降低,开始影响智力和体内环境的平衡。所有生理系统都显示与年龄有关的改变,但中枢神经系统的改变在衰老的行为方面和其他几种功能改变方面起主要作用。现已知其中许多功能受下丘脑——垂体系统调节。见相关章节。

1.5 内分泌功能减退学说

激发各种生理功能的信息在衰老中有重要作用,信息来源不外内分泌与神经。早在 19 世纪就有一种理论强调衰老源于性激素的缺乏,性腺移植成为风靡一时的复壮手术。其实衰老未必源于激素的缺乏,而可能是各种激素的平衡失调所致,维持激素平衡有赖于神经内分泌的反馈机理。衰老个体对反馈的敏感性下降,有人认为反馈的中心在下丘脑,这里接受反馈信息,然后转为激素反应,触发机体的生长、成熟和衰老。因此认为在下丘脑有所谓"衰老钟"。实验证明给老年性周期停止的雌鼠注射刺激下丘脑神经分泌的化学物质——左旋多巴则可恢复生殖周期,反映了老年下丘脑神经递质儿茶酚胺的缺陷。

另一方面也有人认为不是激素本身而是靶细胞上的受体缺陷导致衰老。例如有些激素调控细胞对营养物的吸收与代谢,它们的受体在衰老时显著减少以致老年人对营养的利用能力下降。

神经内分泌说涉及激素与神经递质作用的许多方面,现代的实验根据还是有限的。

1.6 内外因学说

环境因素对衰老的影响

直接或间接影响人体衰老的环境因素很多，下面来进行扼要的讨论。

放射性物质和毒物：细胞核的 DNA 结构经放射性物质侵害后，会使细胞失去修复能力，而引起衰老，更可能引起细胞突变，产生一系列的恶果，癌肿就是其中之一。由于某些放射工业的发展，大气和水土不断受到放射性微尘的污染，因此，人体每天都在不知不觉地接受放射性的侵害，导致寿命缩短。

毒物（包括化学毒品）对人的危害随工业发达而日益严重，工业的废气、废水不断向空气及河流中倾泻；农药的广泛使用，使水土不断受到污染；城市机动车日益增多，废气污染日益严重，人类的健康和寿命受到严重威胁，中毒事件和癌肿的发病率不断上升。有的毒物能抑制酶的活性，有的能破坏细胞的结构。化学制品中很多都是有毒的，氰类化合物、含汞化合物、有机磷化合物、亚硝酸盐类和一切有机溶剂等的毒性是一般人所熟知的。新近美国有人发现一种名为亚硝基脲乙酯的化学品在老鼠身上引起的基因突变率相当于大剂量 X 射线所能引起的 5 倍。这表明有些化学制品能严重地损害人及动物遗传基因，而导致无穷的危害。化学制品及空气污染的危害性，长期以来被工业界所忽视，是令人十分遗憾的。

吸烟、酗酒、吸毒是主动接受毒物的，它加速了机体衰老进程。

社会心理因素对人体的致衰作用是人类独有的，诸如社会角色改变、事业受挫、不受重视和尊重、精神打击等不但可以加速心理衰老，也可加速机体衰老。

现代研究表明，当人精神愉快时，大脑可分泌有益于健康的激素，使人的各个系统功能处于平衡状态，提高免疫功能。精神或情感受挫时，特别是长期紧张时导致神经-内分泌失调，从而诱发多种疾病而加速衰老。

1.7 微循环障碍学说

这是曾红火一时的中国老年中心，通过对近千例的临床观察深入研究提出的衰老学说。微循环障碍导致衰老，因为微循环系统是生命代谢的交换场所，也可以说是生命代谢的一个大市场，这个市场很庞大，潜在力也很巨大。人体中毛细血管的总长度可达10万公里，占全身血管总长度的90%以上。但平均只有20%是开放的，说明微循环的储备力量是很强的。按理说，有了这么可观的储备，人体是不容易衰老的。但是，由于人体大量代谢废物的沉积和病理性代谢渣滓的黏着，破坏了许多微血管系统，从而导致血管的管腔狭窄，甚至封闭，导致微循环发生障碍，使生命代谢的交换活动受到限制，从而导致了细胞的衰老。他认为微循环功能的障碍是导致衰老的根本原因。这个学说与氧自由基说有千丝万缕的联系：微循环功能障碍使氧自由基不便于清除，于是衰老。如果没有血管的畅通其他治疗就无从谈起。如果没有血管供给营养任何组织和器官都难以存活。

1.8 组织器官自然磨损学说

我们的器官、组织经过日常生活的使用和磨损，逐渐导致器官衰弱，功能减退，直至老化、衰退。相对应的抗衰老医学措施如使用营养补充品及其它治疗手段，使已磨损的一些器官和组织得以修复和恢复功能。但由于生活方式的千差万别，自然磨损学说并不能诠释衰老的根本原因。

1.9 自身中毒学说

自身中毒说有着较长的历史。早在1903年，俄罗斯生物学家梅奇尼科夫曾因"大肠废物导致自身中毒"学说而荣获诺贝尔医学奖。这种学说认为，人体物质代谢或吃进的食物吸收后的残渣中有些有毒物质，在排出体外之前，经过大肠的吸收作用又被吸收到体内，从而发生了自体中毒而导致衰老。在这种学说的影响下，有人主张饮用酸牛奶以抑制大肠内腐败菌类的发育，以防止老化。一些人为了谋求长寿，甚至通过手术把大肠切短或切除。

随着人们认识的不断深入，大肠有害物质的中毒学说就冷落了下来，为另一种自体中毒学说所取代。

第二种自体中毒学说认为，体内的许多物质代谢中能产生过氧化的自由基，它引起细胞衰老。人体代谢会产生很多的有害废物，导致自身免疫能力降低，是衰老的原因。免疫能力降低，人易患许多疾病，也易出现一些自身免疫性疾病。如常见的哮喘、风湿等疾病，还使整个机体功能降低，加速衰老的进程。因此，衰老就是由代谢废物在体内的堆积，使机体长期慢性中毒而造成的。

1.10 代谢失调学说／微量元素学说

《中华老年医学杂志》（北京）1983年第2卷第1期第50页发表。其论点是，生物的衰老是由遗传所安排，而衰老的机制则由代谢来表达。衰老始于细胞，细胞的衰老起于代谢失调，细胞代谢的失调则由于细胞结构受内外在因素的影响而起了改变。遗传基因是决定生物的自然寿命的第一性因素，而代谢则是表达衰老过程中的反应作用方式。当活体的关键性细胞的代谢机体未受到第二性不利因素的影响，代谢正常时，机体或活细胞的衰老即按遗传安排的程序进行，达到应有的自然寿命而死。如果受有害因素（不管是内在的或外在的）的影响而妨碍了细胞的代谢机能，则细胞代谢即会发生异常（一般是降低），使衰老进程加快，使机体早衰早死。即使不受显著有害因素影响的生理性自然衰老（事实上不可能），其细胞的代谢亦仍然在基因调控机制下按遗传安排的衰老程序逐步失调,进而发生衰老。因此,可以说细胞代谢机能失调是在遗传安排基础上生物机体产生衰老的机制。这一设想在生理学、生物化学、遗传学、免疫学、、理学及近代分子生物学上都得到了充分的支持。

除上述学说外,还有一些正在酝酿的新学说。衰老机理十分复杂,可能不是靠单一的学说可以全面解释的。

中医的精气亏耗学说

中医认为精气虚衰导致机体衰老。《素问、金匮真言论》有记载:"夫精者,身之本也。"《灵枢·本神》篇记载:"故生之来谓之精"《灵枢·平人绝古》篇记载:"故神者,水谷之精气也"朱丹溪在《格致余论》中列举了老人各种衰老征象,认为原因在于精血俱耗。宋·陈直认为老人气血渐衰,真阳气少,精血耗竭,神气浮弱。

2.促进新陈代谢就等于促进死亡

2.1 较高的基础代谢

高热量饮食、肥胖、高血糖等可诱导线粒体产生过多超氧化自由基。甲状腺亢进时代谢加快衰老也加快。

1982年Davies等首次应用电子自旋共振技术（ESR）直接证实了力竭运动后肝脏、肌肉中自由基明显增多，从而找到了运动诱发自由基生成增多的最直接证据。随后众多人体和动物研究证实，急性剧烈运动时，机体清除自由基的能力不足以平衡运动应激情况下产生的自由基，机体细胞内则处于氧化应激状态，从而导致细胞损伤。人们逐渐认识到，运动与自由基形成是一对无法抗拒的矛盾。急性运动对引起自由基生成增多的机制为：儿茶酚胺自氧化作用产生肾上腺素半醌和去甲肾上腺素半醌，它们可传递电了给氧分子而产生超氧阴离子；高浓度儿茶酚胺使小动脉痉挛，引起组织缺血，而再灌注后产生氧自由基；β-肾上腺素能受体激活各种控制细胞钙离子水平的信息传递，使细胞内存储钙释放和细胞外 Ca^{2+} 内流，结果导致细胞内 Ca^{2+} 显著增加，从而激活自由基产生的过程。高浓度儿茶酚胺通过受体活化机制激活磷酸脂酶A2，后者可分解膜磷脂，释放脂肪酸，其中花生四烯酸可由脂氧酶和环加氧酶途径产生脂类过氧化物。急性运动引发花生四烯酸的代谢而生成自由基，急性运动引起机体免疫机能增强而加大自由基的生成。急性运动时红细胞内氧全血红蛋白自动氧化速率增强，转化为高铁血红蛋白，经歧化反应等一系列步骤后生成自由基；在自由基引发的脂质过氧化过程中，又可生成更多的自由基。力竭运动后脾脏膜脂质过氧化物明显升高，而清除自由基的物质浓度下降，并认为氧化损伤是激烈运动后的淋巴细胞损伤及凋亡的原因。

运动训练与氧自由基研究表明，有氧运动训练可使人体和动物运动后血液、肝脏等组织器官中自由基和脂质过氧化产物含量减少，自由基引起的损伤程度减轻。但是，训练并不能完全阻止自由基的产生，而主要是通过提高机体抗氧化能力，即提高消除自由基系统的抗氧化酶活性，加快自由基的消除。同时，运动训练也使人安静时自由基的基础生成量减少，还能使人体在运动时自由基的高峰值降低。运动时产生的活性氧可明显消耗并减少抗氧化维生素和还原型谷胱肽的含量。但是经过运动训练，抗氧化酶系统和非酶系统对于急性和慢性运动均可产生适应，抗氧化酶系统适应的结果表现为活性的提高，而非酶系统的适应表现为抗氧化剂利用和储备能力的提高。

2.2 人体细胞分裂次数有限

细胞学家海弗利克研究发现，人的身体是由细胞组合而成的，并且随着年龄的增加，细胞开始不断的分裂。但是同时由于细胞的分裂也是有极限的，所以人体内的细胞数量会随着人年龄的增加而不断减少，人的寿命也就在逐渐衰减。人的细胞平均分裂50次，而每次约30个月，所以寿命的长短又取决于细胞分裂次数的多少。而这种认为细胞分裂决定生命的进程的理论，就是细胞衰老说。

我们所讲节能养生中的低温养生的科学依据就在于，相对寒冷可能使人的体温降低，体温低则细胞的分裂会减慢，代谢相对也慢，可以节能，人就不容易衰老，寿命自然长。相反，高温可能使人体温升高，细胞的分裂相应加快，代谢也随之加快，人也容易衰老，寿命自然偏短。

2.3 促进代谢的某些生活习惯

我们的身体摄入热量后,会把剩余的储存起来。一般会有两种形式:脂肪和糖原。因为脂肪体积小,储藏的热量多,所以身体大多先储藏脂肪。需要动用储备能量时,往往也会先使用体积大、热量少的糖原,脂肪就这样在身体中慢慢囤积下来了。

新陈代谢时身体在做什么?

为了减肥瘦身,新陈代谢不能慢,必须快。但不是小鸡快跑,只要一味地进行就可以了。新陈代谢过快最大的弊端是将加快人体衰老。所有的细胞都加快动作,拼命赶工,其结果就是细胞寿命提前结束。

新陈代谢这玩意儿,快了不好,太慢了也不行。

可能提高代谢的行为习惯

2.3.1 早餐很重要吗

根据相关研究,吃早餐的人比不吃早餐的人更容易减少体重。因为在睡觉的时候,身体的新陈代谢会减慢,而只有在你再次进食的时候,它才会回升。所以,如果你跳过早餐不吃,身体消耗卡路里的能力在午餐前都无法达到正常水平。这也就是为什么新的一天最好从一顿拥有300~400卡路里的早餐开始。它能立刻把你的新陈代谢带入"工作状态"。另外,早餐应该尽量多食用些高纤维食物。习惯吃高热量早餐的人更容易很快感到饥饿;而高纤维碳水化合物的消化和吸收时间更长,不会导致身体里血糖的迅速改变,你自然也就不那么容易饿了。

2.3.2 进食蛋白质

研究显示,食用大量的蛋白质可以帮助促进新陈代谢,促使每天多燃烧150~200卡路里热量。由于蛋白质主要由氨基酸组成,比脂肪和纤维更不易被人体吸收。因此你的身体必须消耗更多的卡路里来消化它。故进食大量的蛋白质可以促进新陈代谢。

无论你吃再多蛋白质身体不会以蛋白质的形式储存起来，因为人体没有直接储存蛋白质的能力，只有把它转换成脂肪或糖原储存。

2.3.3 我吃，我吃，我吃吃吃

其实每天吃 5~6 次"小餐"比每日三餐更能促进新陈代谢 343%。尽量使每次进食的间隔小于 4 小时，且每餐都含有蛋白质，可以更好地促进新陈代谢。减肥时可以短时应用，长此以往是不利的。见相关章节。

早中餐可以这样吃，是为了有充足的精力学习工作。但是总热量不能过，如果吃，吃，吃，只能进水果蔬菜无热量的食物，否则不利。

晚餐不建议进食大量的蛋白质，因为蛋白质在吸收过程中会增加机体产热，提高代谢率，升高体温，不利于睡眠时降低机体代速。

2.3.4 麻辣浓汤

如果你在午餐或晚餐的浓汤里加点辣椒，辣椒可以暂时性提升身体新陈代谢的水平。存在于辣椒中的辣椒素，能短时间内刺激你的身体分泌诸如肾上腺素这样的荷尔蒙，加速新陈代谢，从而提升身体消耗脂肪的能力。

2.3.5 坚持"高强度"体育锻炼

高强度运动是一个提升新陈代谢的绝好办法。研究表明，每周做两次高强度运动的人，是做正常运动的人消耗热量的 2 倍。

人体内的肌肉组织越多，越能燃烧更多热量，使新陈代谢加速，一旦肌肉量增加了，一天将可以增加消耗 100~300 卡洛里，甚至更多。

虽然食物对于提高新陈代谢的作用很小，但也要加以利用。比如吃辣椒和喝姜汤都能促使身体发热，帮助消耗热量，这可在晨起时用，晚餐忌之。

2.4 促进代谢等于促进死亡

2.4.1 运动

运动时自由基生成增多，脂质过氧化物（Lpo）浓度也升高，体内消除自由基的抗氧化物酶也相应增加。如超氧化物歧化酶、谷胱甘肽过氧化酶（GSH2PX）等。但抗氧化物酶的增加并不能完全消除增加的自由基，过多的自由基一旦超出体内消除自由基的能力范围，将进攻生物膜上多元不饱合脂肪酸，产生脂质过氧化物。引起生物膜的功能障碍，表现为膜通透性改变，导致细胞内外分子转运发生紊乱，影响肌纤维的兴奋收缩偶联、红细胞裂解（如溶血）、线粒体功能紊乱、氧代谢能力减弱，从而加重组织损伤，使机体的工作能力下降，导致运动性疲劳。

急性运动和力竭运动都可以导致内源性自由基增多，脂质过氧化反应增强，构成了对细胞膜系统的损害，自由基和脂质过氧化损伤与运动性疲劳的发生密切相关。

已知耗氧量与活性氧生成量是一起增减的，降低耗氧量也就是减少了活性氧。所以，最自然最方便的办法就是减少活动以降低活性氧。研究表明，少动的果蝇寿命延长。联想到乌龟时，就很容易接受上述结果。可是，再向深处思索，却引起了不少质疑。"生命在于运动"这句名言难道错了？且看下面实验——

运动后耗氧量必然剧增，肌肉活性氧增加 3~7 倍之多，其他器官中活性氧也增加，核酸的损伤性产物也明显增多。按照上述规律推测，剧烈运动会缩短寿命，还会带来疾病。这的确应该引起重视。如无特殊需要，不宜过分剧烈运动。但是反过来，如果长期少动，不出1个月，机体各种功能就退化萎缩，也失去了生活的意义。这种"赖活"何足恋！再者，肌肉只在强烈收缩后活性氧才增加，中等收缩时并不增多，甚至会减少。适度锻炼后人肌肉中三种最重要的抗氧化酶都升高，因此，只要耗氧适当，防御能力反而比静息时强。那么"生命在于运动"，这"运动"应该是适量的。

2.4.2 单位体重能耗

在国外也有类似的科研成果。通过物种比较进行研究，发现所有的哺乳动物成长结束之后，在其生命持续的过程中，每1千克体重，大体上都需要消耗等量的能量。而每个哺乳动物的能量平均为45772焦，如果把这些能量都消耗尽的话，那么动物就自然死去。

根据研究，还计算出人的总能量大约为173388焦，比所有哺乳动物的平均能量要多4倍。所以我们可以说人体的生物物质结构较其他动物来说不仅要坚实得多，而且更富于生命的活力。

酶储量在人的一生中，若体内酶需求过量，则酶值就会过早地减少，从而加速了退化和衰老。研究表明：采用饮食手段可以将实验鼠的寿命延长近两倍。国外专家指出："审核康奈尔大学的实验研究之后，我（原作者）仍然得出了这样的一个结论：若提取酶储量（我又称之为生命力）的速度太快，则它就会提前被耗尽，其结果是生命也会过早地结束。"

另外还对5种驯养的哺乳动物进行了比较，结果发现代谢活动比较低的，也就是比较"静"的动物寿命更长久。像小老鼠一分钟也不停地活动，寿命大概只有3年时间；而大象总是慢吞吞的，可它的寿命可达70年以上。

2.4.3 体温

《应用心理学》提出：体温每升高华氏1度，基础代谢就会随之增高7%。实验研究表明,升高温度可以加速昆虫的代谢,但同时也大大缩短了它们的寿命。乌龟、大象一类的慢行动物属于长寿特种,大象平均体温为摄氏35.5度。小鸟一类的快行动物平均体温为摄氏42度,它们的寿命很短。

2.4.4 饮食

美国《科学》杂志2004年报道,用蛋白质含量高、中、低的3种食料分别喂蟋蟀,低蛋白组的寿命出人意料地高于其他两组。高蛋白组雄虫寿命低的原因与求爱鸣叫有关,这组雄虫叫得太欢!为求爱而付出了巨大代价,不但体重变轻,而且寿命变短。与此相反,低蛋白组鸣叫的次数较少,体重不减轻,寿命远大于高蛋白组。高蛋白组体内活性氧多,蛋白质和脂肪的氧化性损伤产物也多。这提示我们吃得太好,运动过少,求爱过旺会短命。

科学家们已辨别出了细胞的构造,据此能解释老化的过程,并提出抗击老化的方法。其中的氧化理论,把老化看作是"生锈"的一个过程,一种能使铁变样或使火燃烧一样的化学反应。这个结果就是"氧化的重要性",即氧自由基能够破坏基因细胞的整体结构的一系列反应。科学家们极力推荐的一种解决方法,即大幅减少吸收的热量,以便迫使机体少"烧"一些食物,而去从事一种缓慢的运动,以减轻机体"生锈"。

2.4.5 代谢与心率

所有哺乳动物(人除外)一生的心跳次数基本一样,大约是7.3亿次左右。每种动物大小虽然不同,但心脏重量与体重的比例大致相同,都是体重的0.5%~0.6%。心率由机体能量代谢需求决定,遵守生物物理学规律,机体能量耗尽,生命也就终结。而心率正是反映机体能量代谢的有效指标,多数情况心率快基础代谢快,心率慢基础代谢率慢。人一生总心跳次数约为25亿次至30亿次，如果静息心率在60次左右，其寿命可达93岁。因此静息心率偏慢的寿命延长，相反，静息心率大于80次的寿命就会缩短。

所以促进代谢就等于促进死亡。

3.降低人体的新陈代谢就延缓衰老

3.1 灯用小炷的养生理论

"灯用小炷"是我国唐代大医学家孙思邈的养生理论。这个思想可能来自陶宏景。陶宏景在《养生延命录》中有"人生大期百年为限,节护者可至千岁,如膏之用小炷与大耳。"大家都知道,对于一盏灯来说,如果能经常添油,当然比把灯芯拨小要好得多。古人及现代人均认为人的寿限是有限的,它是靠能量来维持的。灯用小柱的理论认为在养生上,不主张"添油",而是用"小炷"。就是说,人只有那么多能量,谁会用,谁会省,谁会养生,谁就会延寿。

我们所讲节能养生中的低温养生的科学依据就在于,寒冷可能使人的体温降低,体温低则细胞的分裂会减慢,代谢相对也慢,可以节能,人就不容易衰老,寿命自然长。相反,高温可能使人体温升高,细胞的分裂相应加快,代谢也随之加快,人也容易衰老,寿命自然偏短。因人体温度是恒定的,在一定范围内受外界影响较小,但某种手段或措施可使中心温度降低,从而达到延年益寿的目的。见有关章节。

3.2 长寿生物的提示

2005年,英国科学家在英国芬得克里夫兰郡的地下发现了"玛士撒拉小虫",它是世界上最长寿的生物。玛士撒拉小虫是一种细菌,经过分析鉴定,这些目前依然活着的细菌的寿命为2.6亿年。玛士撒拉小虫的发现地曾经是一片浅水,后来水蒸发干净,它们与盐一起沉积下来。在漫长的演变过程中,它们适应了地下盐层的严酷条件，以盐层中的有机物维生，并且新陈代谢的速度变得极为缓慢，几乎接近于零。

乌龟的长寿奇迹，我们人类可以向它学习。因为使这种爬行动物长寿的不仅是基因编码，还有它十分特殊的生活方式。我们可以学习乌龟的养生之道健康地进入老年。

少食：柏林的爬行动物专家弗兰克·穆奇曼说："乌龟的新陈代谢缓慢，它从不多吃。"

保持自己的速度：通常，乌龟为觅食必须运动。这使它保持健康。必要时它也会在行进过程中后退，注意自己的速度，防止紧张产生。

合理膳食："乌龟的种类超过200个，其中多数是纯素食者。它们只偶尔吃块儿肉"。

"脸皮厚"：乌龟其实是性情平和的动物。怒火燃烧的时候它会退却。"处世平和的人压力小，所以长寿。"研究表明，宽宏大量的人更幸福。

大脑健康：爬行动物专家说："乌龟记性好，能正确辨别空间方位，这有助于它们保持健康和生存下来。"对人也是如此：精神健康的人患老年痴呆症的几率很小。所以，让我们像乌龟那样做吧！

大龟长寿的二个生理特征作为检验所有动物（含人类）的标准，得出了以下结论：

凡是心率较慢血压较低者寿命较长，心率过快血压较高者寿命较短。医学研究表明：心率与血压正相关，心率增快对血压的升高起到很大作用，一般情况下，心率快者有较高的血压水平。先来看动物，比如龟，心率每分钟只有10次左右，血压也比较低，所以自然命都比较长。而其它动物血压明显要高，心跳都比龟要快得多特别心率，越快的寿命越短，这是定律。比如猫的心跳，每分钟高达240次，只活几年便垂垂老矣。而小燕的心脏以每分钟1200次的频率跳动自然成为动物界来去匆匆的过客。

再从人与人的比较中，我们也发现同样的规律。长期心跳较快和血压较高的人，比如不运动时心率每分钟80次以上，血压140以上，其寿命一般不太长；而一贯心跳较慢（除个别心脏确实有问题的人外）和血压不高的人，比如不运动时心率每分钟60次左右，血压110左右，其寿命一般都比较长。这是什么原因呢？研究生命的专家认为：心跳越快，间歇时间越短，越易发生劳损。一位就此课题研究了20余年的学者曾经提出过一个简单得令人惊讶的答案：八亿次心跳是动物（不包括人）生命的极限。也就是说，心率快的寿命短，心率慢的寿命长。这说明：心跳快慢和寿命长短密切相关。其实心率的快慢与自身基础代谢有关，基础代谢率低的心率就慢，反之就快。见相关章节。

临床医学认为：长期高血压，一是会导致左心室肥厚，最后可能发生心力衰竭及严重心律失常。二是会促进动脉粥样硬化的形成，尤其是向冠状动脉硬化方向发展。三是会使小动脉硬化，从而容易破裂出血或痉挛导致脑血栓的形成。四是高血压多伴有进行性肾功能减退。五是导致视网膜功能减退。六是并发其它疾病，脑卒中和冠心病是高血压病最严重的并发症。

凡是体温较低者寿命较长，体温较高者寿命较短。动物分为温血动物和冷血动物，鸟类和哺乳类（哺乳类包括猫、老鼠和树熊等，人也是较大的哺乳动物之一）都是温血动物，它们的身体可以产生热量，体温较高并且恒定，所以在寒冷的情况下仍然很活跃。而鱼类、爬行类（包括乌龟、鳄鱼、蛇、蜥蜴和两栖类）被称为冷血动物，他们一般生活在水边或者水下，不能调节自己的体温，体温较低且不恒定。一般情况下，体积与重量相差不大的动物，无论是自然寿命还是实际寿命，冷血的相对较长，而温血的相对较短。有人说：一个是冷血动物一个是温血动物，不能类比，那我们就用人与人来对比，也可以看出温度低比温度高生命力要强。比如，较寒冷的地方，人均寿命都比较长；而太炎热的地方，人均寿命就比较短。那些长寿老人，大多生活在比较凉爽的山区。一些经常发烧的人，体质就比较差，其寿命也长不到那里去。

现在有医学家，将得了绝症而又没有办法治疗的人，在一定的低温下进行冷冻保存，留待将来医学发展了，再复苏治疗。这都说明适当的低温不损害人体细胞，而温度太高，会伤害人体的正常细胞。

3.3 限食延年的机理

3.3.1 限食能延长寿命的机理

（部分前已讲述）粗概有以下4个方面：①限食引起血中葡萄糖水平降低，过多的葡萄糖可引起大分子的非酶促糖基化；②限食可能减少下丘脑垂体分泌衰老激素；③减少蛋白质的合成，降低了代谢率；④延缓了T免疫细胞随年龄增长而减少的过程，所以，这显示了限食对免疫系统有一个积极的作用。据调查，长寿老人一般都饮食清淡，食不过量。限食对衰老的影响还表现在可以减少脂肪沉积，减慢和防止骨质丢失，肌肉萎缩以及减少与衰老有关疾病等。

低浓度适量的自由基为人体生命活动所必需，它可以促进细胞增殖，刺激白细胞和吞噬细胞杀灭细菌，消除炎症，分解毒物。但过量的自由基会引起机体损伤，会引起不饱和脂肪酸氧化成超氧化物，形成脂褐素。氧自由基过多会破坏细胞膜及其他重要成份，使蛋白质和酶变性。当自由基引起的损伤积累战胜了机体的修复能力，导致细胞分化状态的改变、甚至丧失，从而导致和加速衰老。

1935年美国科学家首次报导热量限制，延长大鼠寿限。迄今70余年来，大量研究表明热量限制是除遗传操作以外最强有力的延缓衰老方法，但对其机制一直未能阐述清楚。最初，人们认为线粒体的呼吸作用和氧自由基生成量是正相关的,热量限制降低了机体的代谢水平,降低了线粒体的呼吸作用从而减少了生物体氧自由基的生成,根据氧化损伤致衰老理论,氧自由基水平降低对延缓生物体衰老是合乎逻辑的有利事件。

然而,近来的研究发现,在整体水平上热量限制并没有降低机体的代谢水平,线粒体的功能是上调的,其呼吸作用加强,而作为电子传递链的副产物氧自由基水平却是下降的。因此,尽管线粒体是氧自由基产生的最主要场所,在热量限制状态下其呼吸作用和氧自由基生成并不是简单的正相关关系。应该指出的是:在哺乳动物中,热量限制的效应和热量限制的程度(包括热量摄入百分率和热量限制时间)是紧密联系的,并且具有组织特异性,在健康的灵长类动物中,持续十一年的热量限制降低了机体静息状态下的能耗;而成啮类动物热量限制中能耗没有变化或者反而升高。不过现已基本明确热量限制后机体的耗氧量减少,氧自由基生成降低,而线粒体活性升高,功能上调,ATP(生物供能物)的生成效率增加。

3.3.2 热量限制促进线粒体增殖,热量限制小鼠的呼吸作用增强并且其细胞中的线粒体数目增加。

在肝组织中,热量限制动物的线粒体蛋白密度是随意饮食动物的3倍。电镜观察热量限制和随意饮食大鼠的肝组织发现,前者的线粒体数目明显比后者多。在一项有36名年轻志愿者参加的为期6个月的人体试验中,与对照组(100% 热量摄入)相比,试验组(即热量限制组,75% 热量摄入)骨骼肌线粒体数量增加。检测发现,热量限制组线粒体 DNA 含量比对照增加了 $35 \pm 5\%$。同时,热量限制组中与线粒体功能相关的蛋白及其基因水平均有所升高。

呼吸链与氧自由基生成 热量限制降低了线粒体氧自由基的生成,并且通过多种保护机制减少了氧自由基的损伤效应。在分别做热量限制处理（60%热量摄入）的12和18个月的大鼠中，其骨骼肌线粒体的H_2O_2生成分别比对照组（100%热量摄入）降低了51%（$P < 001$）。

线粒体与解偶联蛋白 解偶联蛋白是一类线体内膜蛋白，对线粒体氧化损伤有着重要的防护作用，研究表明饥饿能使啮齿类动物和人的肌肉中的解偶联蛋白表达增加。

热量限制对抗氧化酶系统的影响 热量限制后机体的抗氧化酶水平提高，机体对氧自由基的清除能力提高。研究显示：在热量限制（60%热量摄入）36周的大鼠中，其骨骼肌内的超氧化物歧化酶（包括Cu/Zn超氧化物歧化酶和Mn-超氧化物歧化酶均为清除自由基的酶）基因的转录水平分别为对照组的287%和163%。同时，谷胱甘肽过氧化物酶（CSH-Px）也有不同程度的上调。Mn-超氧化物歧化酶存在于线粒体中，该酶的上调直接保护了线粒体DNA和蛋白质。

3.3.3 热量限制与自噬作用

研究发现，人体内不再进行分裂的衰老细胞会释放出有害物质损害邻近细胞并引发炎症，而随着年龄的增长，人体免疫系统清除这些衰老细胞的能力则会越来越弱。

研究证明细胞能通过自噬作用降解细胞内受损的细胞器。该过程是将受损的细胞器（如线粒体）传递至溶酶体中降解，最终回收利用由此产生的大分子，是真核细胞中一个保守的降解循环系统。如果线粒体以这种方式降解，热量限制后线粒体生物合成的增加不仅是线粒体转换增加的后果，并且也是线粒体合成增加的结果，表现为线料体的数目处在动态上升之中。在老化过程中线粒体是最易受损害的，因而线粒体增加对细胞是有益的。这样不仅能及时将受损的线粒体清除，并加以利用来产生新的线粒体，同时又合成新的线粒体，保证了呼吸作用的顺利进行和能量的供应。热量限制中通过自噬作用发挥部分抗衰老作用早有报道。热量限制也许是通过增强细胞的自噬作用并及时清除了受损的细胞器来发挥其对生物体的有益作用的。但是细胞是如何选择性地将受损伤的细胞器清除，换言之，细胞如何识别其内部受损的细胞器，而不至于把正常的细胞器一起清除，还有待进一步研究。

总之，热量限制是一个生物体主动调节的过程，其延缓衰老的作用可能是通过促进线粒体增殖进而降低自由基水平来实现的。这不仅保证了机体能量需求，同时也减少了氧自由基对线粒体和其他细胞器的损伤，在亚细胞水平上显示了热量限制对生物体的有益作用，丰富了氧化损伤致衰老理论。对于人类，即使是短期热量限制，也表现出了有益效应。

3.3.4 热量限制对机体产生的有利作用

热量限制可延长多种生物的最长寿命期（MLS）。80年代初期已报告摄入热量对于动物的最长寿命期有明显的影响。当食物消耗量高出适当水平时，寿命明显缩短。在热量限制的大鼠模型中，观察了近300种与年龄老化有关的重量指标变化，热量限制对其中绝大部分改变均见有延缓作用。其中包括了行为、学习能力、免疫功能、基因表达、酶活性、激素作用、糖耐量、DNA修复能力与蛋白质合成等多个方面。而且热量限制对于某些功能的影响非常迅速。例如，对血中皮质酮的效应，热量限制一周后即会出现，血糖的降低20%见于5天之后，降低胰岛素水平50%见于第3周。

热量限制可降低动物代谢率，相应降低氧耗。在体外试验中见热量限制降低组织对急性氧化损伤的敏感性；提高每克体重所摄入热量的代谢利用能力。热量限制对氧化损伤的减轻作用在脑、心和骨骼肌等部位最为明显。对于DNA的氧化损伤热量限制同样具有保护作用。人类看到了同样的效应,当将每日摄取热量从 2100 千卡(1 千卡 =4.1855kJ)减至 1600 千卡后,尿中 DNA 的氧化损伤产物胸苷二醇排出量降低。热量限制目前比较肯定的有:可减慢老化过程;延长生物的寿命;是一种较强的抗致癌因素。

在高等脊椎动物中,氧自由基产生速度与褪黑激素 DNA 损伤程度直接相关,并且与最大寿命成反比。组织细胞生物膜所含的不饱和脂肪酸比例是与寿命成反比的,寿命越长,不饱和脂肪酸比例越低,而生物膜上不饱和脂肪酸比例与氧自由基的损伤密切相关。因此,氧自由基产生速度加快和生物膜不饱和脂肪酸比例增高是在氧化应激下与衰老联系在一起的两个特性。热量限制并能降低一些组织氧自由基的产生速度,尤其是呼吸链复合体的氧自由基的产生速度。这些现象与在长寿的动物种类中观察到的结果相似。

哺乳类动物模型主要用于研究热量限制(热量限制)对衰老和长寿的影响。研究者发现热量限制对衰老和长寿的影响涉及组织器官的各个方面。包括活性氧产量的下降,调节 DNA 的复制转录进而保护 DNA 免受氧自由基的攻击等。在哺乳动物和酵母中,研究者分别发现了一些蛋白在热量限制诱导长寿中起重要作用。它们的作用还包括修复氧自由基引起的 DNA 损伤等,并由此延长寿命。

线粒体作为产生氧自由基的重要场所,线粒体氧自由基的产率与衰老的速率呈正相关;氧自由基能对 DNA 产生氧化伤害导致 DNA 突变,DNA 突变的增加能加速衰老进程,抗氧化剂和热量限制(热量限制)都能影响细胞的衰老,但有着不同的机制。

通过对具有不同衰老速率的动物的研究表明,线粒体氧自由基的产率直接与线粒体 DNA(褪黑激素 DNA)的氧化伤害呈正相关,与高等脊椎动物的最大寿命呈负相关。衰老的有害效果在有丝分裂后的组织中最为明显。因为在这些组织中,细胞的损伤是不可逆的,不能通过有丝分裂来修复和替代。

很多的研究结果表明：线粒体氧自由基的产率与最大寿命呈负相关。在分离的脑等有丝分裂组织中，长寿动物的线粒体氧自由基产率比短寿动物的更低。这样就导致了长寿动物内源性抗氧化剂浓度低，这一特性可以解释为什么内源性抗氧化剂浓度与最大寿命呈负相关。长寿动物的共同特征是氧自由基产率低，这与它们的衰老速率慢相一致，而且线粒体氧自由基生产对衰老的控制作用在无脊椎动物、真菌及培养的细胞方面的研究中获得了广泛的支持。

因为长寿脊椎动物线粒体氧自由基生产速率低，这将导致其DNA的氧化损伤也较低。

通常是氧自由基产生、氧自由基清除或两者综合作用于组织而引起衰老的。然而有实验证据表明抗氧化剂虽然对各种衰老相关疾病具有保护作用，但却并不控制衰老的速率。长寿动物要想维持长寿，就必须是体内的氧自由基产率也低。

目前，热量限制是减少哺乳动物衰老的速率唯一的已知实验。热量限制不仅能帮助实验小鼠对抗多种随龄性的缺损的发生（包括意识运动和空间的记忆能力的缺乏等），而且还能强化神经保护机制。有证据表明：热量限制处理的模式中，线粒体氧自由基产生以及褪黑激素DNA的氧化伤害都降低了。关于热量限制影响线粒体氧自由基产生的研究发现：热量限制大大降低了其脑、心脏和肝脏中线粒体氧自由基产率，但是热量限制不改变超氧化物歧化酶（超氧化物歧化酶）、过氧化氢酶、谷胱甘肽过氧酶等抗氧化酶的表达，也不影响这些酶的活性。氧自由基产率的降低可能是热量限制延缓哺乳动物衰老进程的一个基本机制。

3.3.5 细胞凋亡的抑制

细胞凋亡是细胞为维持内环境稳定，由基因控制的细胞自主性的程序性死亡。随着年龄的增加，细胞凋亡活性也随之增强。研究发现，热量限制能有效维持肌肉细胞线粒体功能，抑制肌肉细胞的凋亡。SIRT1（抗衰老功能的基因）参与调节基因组稳定性 DNA 修复、凋亡、脂肪形成，热量限制能有效提高 SIRT1 的表达，抑制由老化引起的细胞凋亡。研究发现，热量限制能有效逆转随年龄的增长，肾脏中的凋亡蛋白的增加和抗凋亡蛋白表达的降低。可见，抑制细胞凋亡，也是热量限制延长寿命的机制之一。

一些炎症关键因子在衰老过程中表达水平不断提高，在热量限制模型中均被抑制。因此，热量限制延缓延长寿命的作用与衰老过程中炎症的发生有着密切关系。通过对热量限制抗衰老和延长寿命与炎症发生之间机制的进步研究，将从病理学角度为提高人类生活质量提供有价值的线索。值得注意的是，热量限制调节氧化应激与脂质代谢调控，抑制细胞凋亡 DNA 保护等分子过程有密切关系。最近有研究者表明，热量限制调控氧化应激和炎症过程是通过胰岛素/胰岛素样生长因子信号通路起作用，热量限制在所有的动物模型实验中都显示延长寿命。

4. 如何降低人体的新陈代谢

4.1 降低体温

今天，人类进化的最终结果是正常人的体温平均是摄氏37度（是中心温度，不是腋下温度）。而体温过高和过低人都不能承受，因此人属于恒温动物。但是，摄氏37度是否就是人的最佳温度，尤其是在寿命与体温的关系上。最近的一项研究发现，如果就寿命而言，摄氏37度也许不是最佳温度，而36.5摄氏度可能更好。把小鼠的正常体温降低0.5摄氏度，它们的预期寿命最高可增加20%，这相当于人增加了7~8年的寿命。这个结果提示，人的血液温度低一些可能延长寿命。但是，需要找到安全的降低血液温度（即体温）的方法。

最近，有科学家提出了延年益寿的新理论：人有可能通过每晚降低自己体温的方法来达到延年益寿的目的。低温对生命有利，某些植物种子在1摄氏度下贮存10多年后仍然能够发芽；人的血液在4℃的血库中保存3周仍可输用；断肢再植病例中，断掉的肢体必须冷藏才不致坏死；动物在冬眠后，生命活动仍可恢复。

人的精子是睾丸在低温下制造的，裸露于外的阴部温度比腹腔内的温度低1.5~2℃；人若患双侧隐睾症（睾丸不在阴部而在腹股沟），那么此人将不能生育，原因是曲细精管退化，生精作用停止。温度仅差1~2度，便有如此大的影响。

4.1.1 药物

科学家们认为，低体温现象与它们的长寿有着密切的内在联系，他们打算尝试不用低热量食物而用药物来降低动物体温的方法来延长动物的寿命。专家们还希望找到对人体无害的安全降温法，使人们每晚入睡后体温下降5℃以上。如果能做到这一点，人的寿命将延长50%，相信在不久的将来，人类也许能实现这个愿望。

4.1.2 物理生物方法

美国、日本、俄罗斯等国的医学情报均指出，在长寿学的研究中发现，降低人的体温确有延年益寿的作用。大家公认的事实是，居住在寒带的人比居住热带的人寿命要长。挪威、瑞典、芬兰诸国，靠近北极，都以长寿著称；而热带的人长寿并不多见。生活在寒带的人平均寿命比生活在热带的人长寿10~30岁，每10万人口中，百岁老寿星竟是后者的10倍到几十倍。低体温为什么会长寿呢？研究指出，体温与基础代谢率有密切关系。体温下降，代谢率亦相应下降。当体温降至30℃时，人的代谢率可降低一半，机体的氧消耗量仅为正常的50%。在长寿学的研究中，有一种"生活能"消耗学说，即每个人都有其特定的生活能，此能一旦释放完毕，生命即告结束，此人也就寿终正寝了。所以，为了长寿，必须让生命能缓慢释放。寒带低温环境中的人之所以长寿，就是因为环境温度低，较热带易于维持较低体温，生命能释放较慢。专家指出，若能将人的体温降低2℃至35℃，人的寿命可由目前的70多岁延长到150岁。最近，日本三菱化学公司生命科学研究所的近藤宣昭主任研究员说，在人类的遗传基因中，可能存在冬眠的因素，目前已投资10亿日元做进一步的研究。一旦冬眠技术成功，就能安全地使人冬眠数十年甚至数百年。譬如某人患了绝症，目前医学尚不能治疗，那么，可将他冷冻起来冬眠。一旦特效药问世，再进行复苏给予治疗，就可治愈绝症，同时又延长了寿命。

延长人的寿命，可以用降低体温的方法，而不一定要冬眠。美国一位生物化学家试制了一种冰柜，或者特别冷房，可使人的体温下降

10℃以上。每晚在冰柜睡觉，次晨冰柜会自动升温到37℃，人可以照常生活、工作。目前国外已有不少志愿者开始申请每晚睡冰柜。

穿衣三分寒：低温养生就要少穿点，使自己体温有可能降下来，研究发现如果少穿一件衣，就可以帮助降低你的体温。必需与后者结合。

4.1.3 保持冷静降体温

科学家研究发现，影响人体寿命的主要原因是心脏的衰老。人的心脏每分钟搏动72次，以70岁计算，人的一生心脏要跳动25亿次。如果能使体温下降，每分钟心脏的跳动就可减到60次，因而可延长心脏的寿命（一生总搏动次数不变）。目前大幅度人为降低体温是难以做到的，但是经常保持冷静头脑，不烦躁，不发火，会使体温相对地下降，使心脏搏动稳定，这对于长寿是十分有益的。

"冷静"其实是"道"，西方人叫思维科学。人在静坐时，一念不起或以一念代万念，呼吸能降至每分钟6~8次，体温将下降，代谢将放慢，心身也将出现平衡状态，寿命延长。古人云："静者寿，噪者夭"。在宁静的状态下，人的精神情绪及人体各个器官都会处在一个低消耗的良好状态下，所以淡泊宁静是非常有利于节能养生的。所以说宁静可以节能，可以养生，道理很简单。如果一个人淡泊宁静，处事低调，那么必然精神放松，自身细胞的代谢速度就会减慢，体温亦会降低，而人也会因此消耗相对较少的能量，从而变得更加健康长寿。反之，当一个人情绪紧张，处处高调，那么就会增加自身细胞的代谢速度，升高体温，进而消耗大量的精力，最后导致人的寿命缩短。

4.1.4 控制饮食热量能降低体温

来自巴尔的摩老龄研究中心资料显示，如果某人口腔温度低于平均值，那么他就能活得更长。实验发现，对照组（无热量限制）的核心体温并无变化，而限制热量组、热量限制+运动组和极低热量饮食组的核心体温都下降了。因此，可以得出这样的推断：限制热量摄入可降低核心体温，从而使人更长寿。见相关章节。

4.2 控制饮食热量降低代谢

目前我们大多数人还没有条件晚上睡自己的冰柜，但是我们也有降低自己体温的方法。

长寿与人的行为方式有两种长期被关注的理论，一是吃八分饱更长寿，二是体温较低能增加寿命。现在前一个理论得到较多的研究结果证实，而第二个理论也在得到研究的验证。而且两者之间是有密切联系的。

数十年来研究人员已经知道，饮食比正常小鼠低三分之一热量的小鼠寿命要延长40%，这个结论也适用于其他哺乳动物。与此同时，饮食少（主要是饮食中的热量少）三分之一的小鼠或哺乳动物的体温又会下降0.5摄氏度或更多。这是什么原因呢？

是低体温有助于延缓衰老，还是低热量饮食简单地导致了低体温呢？要弄清直接的因果关系是比较难的，因为无论环境温度怎样，哺乳动物维持着恒温。为了找到其中的奥秘，研究人员利用遗传工程的方法降低小鼠的体温。他们使用一种称为分离蛋白2的基因，这种基因能把通常细胞线粒体制造化学能的任务转化为促使线粒体释放能量，并以散热的方式体现。

这种基因植入小鼠大脑下丘脑和靠近该区域感知和控制体温的一群脑细胞中，这些细胞群类似于自动调温器。植入的基因能有效加热自动调温器。结果，就让大脑误以为身体温度较高而发出降温指令，使得小鼠的身体降温0.3~0.5摄氏度。而这种降温对雌鼠和雄鼠的寿命影响是不一样的。降温后雌鼠的预期寿命延长20%，而雄鼠只延长12%,而且小鼠似乎生活得很健康,直到它们死亡。因为它们并非只是简单地延长了衰弱的老年时期,而是过着有质量的健康生活。

这个研究证明,限制饮食的抗衰老效果是与低体温相联系的。其中的原理可能是,低体温延缓了新陈代谢和身体其他副产品的产生,如自由基。而自由基是损害细胞和促使细胞衰老的元凶。由此,也使得细胞的寿命延长,因而增加了寿命。而现实的情况是,有的人希望长寿,但不愿意挨饿,限制饮食对于他们来说可能是一件痛苦的事。这个研究则提供了一种不痛苦的选择,即温暖大脑的基因疗法,结果让大脑指令全身降低温度。但是,这只是一种理论上的设想,在伦理上人们能否接受这样的治疗以及在实践中治疗能否成功是另一回事。

《美国医学会杂志》上发表了一项研究,目的在于观察限制热量摄入6个月对超重寿命指标、代谢调节及氧化应激的影响。结果显示:长期通过控制饮食或控制饮食+运动来限制热量摄入之后,确能有效减轻体重,减少体脂含量,降低空腹血清胰岛素水平及核心体温。

美国路易斯安娜州的一个研究中心对48名不好动的健康人进行随机对照研究,目的在于挖掘节食6个月对一些超重者的寿命指标和代谢调节的影响,从而找出饥饿猜想的最新证据。参试者为体重超标者,这些参试者体重指数(BMI)在25~30之间,他们在6个月内随机分为4个组——对照组(饮食可维持体重);限制热量组(热量摄入量减少25%);热量限制+运动组(热量摄入量减少12.5%+运动增加能耗);极低热量饮食组(每日摄入890kcal,直至体重减少15%,随后采用维持体重的饮食)。

用于猜想的指标组成:对不同限制热量摄入的人群,科学家们将定期监测他们的体重、体脂含量、体内胰岛素水平、核心体温、

24小时能耗、DNA损伤和氧化应激反应等指标，来进一步验证这些指标对人类生命的特殊意义。

在限制热量摄入6个月后，科学家们连续24小时观测了4组人群机体的代谢调节情况。结果显示，各组体重变化的均值为：对照组减轻1.0%；限制热量组减轻10.4%；热量限制加运动组减轻10.0%；极低热量饮食组减轻13.9%。看来挨点饿果然会使体重下降，实验中的热量限制组及热量限制+运动组两组体重都减轻了1/10左右。代谢下降，核心温度降低。

1935年首次报道热量限制延长大鼠寿限，迄今70余年来，大量实验已表明热量限制是除遗传损伤以外最强有力的延缓衰老方法，被称为衰老研究领域最重大的发现。同时热量限制还推迟和降低多种老龄相关疾病如肿瘤、心血管疾病、2型糖尿病等发病。

要想健康地活到天年才突然死去，我建议你还是挨点饿。

线粒体是细胞的能量源，同时也是机体产生活性氧自由基的最重要场所。热量限制是除遗传损伤以外广为接受的延长寿限并延缓衰老的方法。现已发现在多种生物体的热量限制过程中机体活性氧自由基的水平降低，而线粒体活性增加，呼吸作用加强。线粒体是细胞的"能量加工厂"，同时也是活性氧自由基产生的最主要场所。机体95%的氧自由基都来自线粒体的呼吸链。根据哈曼理论，机体的衰老是氧自由基引起的，因此线粒体对衰老有着重要的作用。热量限制降低了机体的代谢水平，从而减少了生物体氧自由基的生成。根据氧化损伤致衰老理论，氧自由基水平降低对延缓生物体衰老是合乎逻辑的有利事件。

如前所述，在整体水平上热量限制并没有降低机体的代谢水平，线粒体的功能是上调的，其呼吸作用加强，而作为电子传递链的副产物氧自由基水平却是下降的。因此，尽管线粒体是氧自由基产生的最主要场所，在热量限制状态下其呼吸作用和氧自由基生成并不是简单的正关系。在一项有36名年轻志愿者参加的为期6个月的人体试验中，与对照组（100%热量摄入）相比，试验组（即热量限制组，75%热量摄入）的骨骼肌线粒体数量增加。热量限制降低了线粒体氧自由基的生成，并且通过多种保护机制减少了氧自由基的损伤效应。线粒体的电子传递链却是氧自由基产生的重要来源。呼吸作用增强，电子进入呼吸链的速率加快，则电子滞留发生的概率将会提高，氧自由基的生成也会增加，而热量限制后氧自由基的生成却下降。研究发现，热量限制后细胞中线粒体数目增加，进而降低了氧自由基的生成。因此，热量限制引起线粒体活性的增加也许是生物体的一种适应机制，减少氧自由基的生成而无需降低细胞的呼吸作用。

4.3 控制饮食热量改善基因表达

通过严格的热量控制、适当的参加锻炼、进行减压就能改变上百种基因的排列表达方式。一些积极的改变会让能抵御癌症的基因发挥功能，而另外一些改变会让促进癌症形成的基因停止表达。这项新研究成果发表在《美国国家科学院学报》上。热量控制且10%的热量来自脂肪，每周散步6次，每次30分钟。三个月之后，研究者对志愿者的基因表达方式基准样本进行了比较，发现有超过500种基因产生积极的变化。这意味着人们生活方式改变的越多，状况就越有可能得到改善，年龄大小不是问题，只要改变，就会收到效果，基因表达方式改变后，得病的风险就大大减低了。

4.4 控制饮食热量降低胰岛素水平

降低胰岛素水平促长寿，不会让人得糖尿病。

胰岛素水平可以充当反映人类寿命的生物学指标，其水平降低可能会使人长寿。实验中，限制热量摄入使人体的胰岛素水平有所降低。有的人会担心，胰岛素是用来抑制血糖水平的，它降低了会不会导致糖尿病呢？不用担心，在这次实验中，受试者的空腹胰岛素水平均较以前有所降低，但空腹血糖仍然不变。限制热量摄入后胰腺就不需要那么累了，空腹就不需要那么多胰岛素了，血糖也能保持在正常范围。

4.5 控制饮食热量降低核心体温

核心体温低一些，寿命长一些。

来自巴尔的摩老龄研究中心资料显示，如果某人口腔温度低于平均值，那么他就能活得更长。而本次实验发现，对照组的核心体温并无变化，而限制热量组、热量限制+运动组和极低热量饮食组的核心体温都下降了。因此，可以得出这样的推断：限制热量摄入可降低核心体温，从而使人更长寿。

4.6 控制饮食热量降低24小时能耗

能耗减少 = 生命消耗更少 = 更长寿

机体总耗能是由24小时能耗（占总耗能的80%）、食物热效应（10%）和非静息能耗构成的。在本次实验中，限制热量组、热量限制+运动组、极低热量饮食组的24小时能耗均明显降低，而对照组则无变化。

肥胖患者体重减轻10%，24小时静息消耗能量就将减少15%~20%。

把自己饮食中的卡路里降到最低绝对是一个减肥的好办法。如果突然把饮食中的卡路里摄入量降低1000，你的新陈代谢指数（身体为了保持正常工作而燃烧掉的卡路里数）会自动降低，因为身体会以为你正在忍饥挨饿。研究显示，卡路里摄入量少于体重乘以11这个标准的女性，自身的新陈代谢水平会降低45%。

俗话说，留得青山在，不怕没柴烧。科学家们推断，在长期限食的情况下，人体的代谢系统会产生调节作用，减慢机体的代谢率，使自己机体的消耗量也相应减少，以降低生命运行成本，留住更多的"柴"为延长寿命燃烧。

4.7 控制饮食热量降低DNA损伤和氧化应激

减少DNA损伤、氧化应激，是长寿的根本。

自由基氧化和DNA损伤，是人类衰老和发生疾病的根本原因。故想要延缓衰老，我们必须找到降低DNA损伤、减少氧化应激的好方法。而此次实验显示，适当地限制饮食，可以减少自由基氧化，降低DNA损伤，对延缓衰老有着积极的意义。

4.8 降低自己身体的代速

当你驾车于十字路口等绿灯放行时，当你下车拿点东西时你有必要把发动机的转速保持在两三千转吗？

当我们身心静下来你有必要保持百米冲刺的能耗吗？既然降低能耗能延长寿命，那么我们就应该降低人体静息状态下的耗能，在静息状态下增加耗能从哪方面讲都是不必要的。那如何降低我们身体的怠速呢？

冬眠可以，睡在冰箱里降低体温可以，只给脑袋加温可以，但是以上能有几个人能有条件达到呢？能有几个人愿意接受呢？

请看生理学是怎样叙述基础代谢的：基础代谢是指人体处于基础状态时的能量代谢。一般是指清晨、清醒、静卧、无肌肉活动和精神紧张，禁食12小时以上，室温保持在20~25度的情况下体内的能量消耗只用于维持基本的生命活动，能量代谢率比较平稳。一般将单位时间内机体在基础代谢下的能量代谢称为基础代谢率。基础代谢率是机体为了维持正常的生理功能而进行的最小产热速率，比一般安静状态时代谢率低，但并不是机体最低的代谢率。在熟睡无梦时，机体的能量代谢率更低，大约比基础代谢率低 8%~10%。这可能与熟睡时机体代谢水平较低以及肌肉完全松弛有关。

4.8.1 基础代谢率以每小时每平方米体表面积的产热量为单位

Rubner 测定了不同体重的狗和各种不同哺乳动物 24 小时的产热量，发现小动物每公斤体重的产热量比大动物高很多，但每平方米体表面积的产热量进行比较，则各种动物每平方米体表面积每 24 小时的产热量均为 1000kcal（4187kj）左右，在人类也是如此。所以一般都以每小时单位体表面积的产热量来衡量能量代谢的水平，以排除身材大小对代谢率的影响，其单位用 kj/（m^2·h）表示。人体体表面积的大小可以从身高和体重两项数值来推算。

适合中国人的体表面积计算公式为：

体表面积（m^2）=0.00659× 身高（cm）+0.0126× 体重（kg）−0.1603

单从公式中可以看出，唯一可变量就是体重，那么体重与基础代谢率成正相关，体重越重基础代谢率越高。这尚未考虑热量过剩对代谢的影响。那么要想降低基础代谢率就需要降低体表面积，要降低体表面积就需要降低体重。要想降低基础代谢减肥是你必需做的。

当机体处于饥饿状态时，基础代谢率降低。

4.8.2 机体有多种产热的方式

机体可以通过几种不同的方式产热，分析如下。

基础代谢产热

全身各组织器官的基础代谢增强时，产热量多；基础代谢减弱时则产热量减少。正常成年男性的基础代谢率约 170kj/（m^2·h），成年女性约为 155kj/（m^2·h）。在基础状态下，约 70% 的热量来自内脏器和组织。在一般的安静状态下，骨骼肌也有一定程度的活动，因此机体的产热量比基础代谢状态下高 25% 左右。

食物的特殊动力效应产热

进食可使机体产热增加。进食蛋白质可使产热量增加 25%~30%；进食糖或脂肪后增加产热 4%~6%；进食混合食物后大约增加 10%。所以睡前你不能吃以免提高你的基础代谢率，尤其不能进食蛋白质食物，它可以使产热量增加 25%~30%。

骨骼肌运动产热

骨骼肌的运动受大脑皮层随意控制。骨骼肌运动增强时，机体的产热量显著增加，并与运动的强度成正比。

4.8.3 降低自身代速、降低核心温度

首先限制热量降低总体能耗（见相关章节），其次是降低体重。由体表面积计算公式不难看出，它是降低产热量的唯一变量，体重下降了，体表面积就下降了，产热量就下降了，基础代谢率就下降了；其次保持恬淡宁静；其次穿衣要三分寒；其次是睡前或晚餐少吃或不吃，更不要进食蛋白质食物，以免提高产热量，提高基础代谢率，从而提高代速；另外还有睡冰柜、给脑袋加热等。这不是常人能做到的。参考相关章节。

最近报道在 2002~2004 年间招募 48 名志愿者热量限制 6 个月后结果发现血浆胰岛素水平体温显著下降。表明 6 个月的限食已能观察到热量限制的效果。

经典热量限制其热量摄入比自由摄入低 40%，研究探索了热量限制的量效关系。与自由进食鼠相比，采用 25%、55% 及 65% 等不同程度的热量限制发现延长小鼠寿限具有明显量效关系，即剂量越大，延长寿限效果越明显。

控制饮食（热量）降低核心温度是我们每个人都能做到的，这

个事是我们想做就可以做的,是每个人的意志可以控制的,是可以为所欲为的。同以上所说限制饮食,只是限制热量,不是限制你吃东西。你应该大量地吃无热量的食物,以补充体内所需要的维生素、矿物质、纤维素、水分等。这些就是水果和蔬菜能提供的,最好是生着吃,想吃多少就吃多少,想什么时候吃就什么时候吃。没有热量是不会提高代速的,不吃不行。饿了就吃,饿了就吃(不包裹含淀粉高的蔬菜像土豆、地瓜等),吃!吃!吃!你还饿吗?

4.9 热量限制对抗氧化酶系统的影响

热量限制后机体的抗氧化酶(清除自由基的酶)水平提高,机体对氧自由基的清除能力提高。研究显示:在热量限制(60%热量摄入)36周的大鼠中,其骨骼肌内的超氧化物岐化酶(Cu/ZnSOD和Mn-SOR)基因的转录水平分别为对照组的287%和163%。同时,谷胱甘肽过氧化物酶(GSH-Px)也有不同程度的上调。Mn-超氧化物歧化酶存在于线粒体中,该酶的上调直接保护了线粒体DNA和蛋白质。

4.10 减少自由基产生是关键

前文已经提及自由基是衰老的重要因素,如何减少自由基产生是抗衰老至关重要的措施。特别是减少静息状态下自由基产生更为重要。限制热量仍然是主要的。

4.11 加速自由基清除

自由基的活性很高,既可以产生于有机体正常的氧代谢中,也可以产生于有机体暴露于一些化学物质、环境污染、微生物和寄生虫感染等情况下。自由基几乎可以在任何惰性条件下和任何惰性物质发生反应。自由基对人体健康的危害以及它和许多疾病有着直接的或潜在的联系。仅仅几年的时间，自由基在欧洲等发达国家已不再是晦涩难懂的化学术语，而成为一个大众性的普及概念。

自由基攻击正在复制中的基因造成基因突变，诱发癌症的发生。激活人体免疫系统，使人体出现红斑狼疮等自体免疫疾病。自由基作用于人体内酶系统，使皮肤失去弹性，出现皱纹及囊泡。类似的作用使体内血管脆性增加，使血管容易破裂，静脉曲张、水肿与血管通透性升高，引起相关疾病的发生；自由基侵蚀肌体组织各种非菌性发炎症；自由基侵蚀脑细胞使人得早老性痴呆等疾病；自由基氧化血液中的脂蛋白，造成胆固醇在血管沉积，从而引起心脏病和中风；自由基对关节膜及关节滑液发生降解，导致关节炎症；自由基侵蚀眼睛晶状体组织，引起白内障；自由基侵蚀胰脏细胞，引起糖尿病。

自由基分为内源性自由基和外源性自由基

4.11.1 内源性自由基

人体内各种代谢反应产生的自由基称为内源性自由基，它是人体自由基的主要来源。其产生途径主要有：①机体消耗氧的90%以上都是被线粒体所利用的，在生理情况下，机体通过线粒体呼吸链内氧化磷酸化等多种途径产生自由基，所以线粒体生成的活性氧在细胞氧自由基的生成中是最主要的；②经微粒体混合功能氧化酶系统催化底物产生线粒体外自由基，此外，机体的吞噬细胞、血红细胞、肌红细胞也可产生自由基。

4.11.2 外源性自由基

从环境中吸收的自由基称为外源性自由基，各种电离辐射（a-射线、γ-射线）都可产生自由基。电离辐射主要产生水合电子羟自由基，紫外线辐射则产生臭氧，进而产生羟自由基，大气污染物质（NO_2、O_3）吸烟过程中产生焦油和烟气、汽车尾气和煤燃烧、厨房油烟、烧烤食品等都含有大量的自由基,即环境中的高温、辐谢、光解、化学物质等导致共价健均裂都会产生外源自由基。

4.11.3 自由基清除物

4.11.3.1 人体衰老及抗氧化剂作用机理

大家都知道,人活着就要消耗能量。那么,能量是从哪儿来的呢？人体是利用类似氢与氧的氧化反应(燃烧)产生能量满足机体需要的。在自然界中氢与氧的氧化反应往往具有爆炸性的绝大威力,这种反应机制当然不可能存在于人体中,但我们又必须靠此产生能量。因此我们的身体发展出了另一套机制让氢与氧的反应分成多个步骤,就用一次交换一个电子的反应去取代氢与氧剧烈的直接反应。但是氧在一次交换一个电子的中间程序中,会形成极不稳定的自由基,它们非常积极、狂野地寻求稳定的方式。例如：夺取电子,氧因而失去辨识氢与其它分子的能力。在这种极不稳定状态下的氧自由基是十分危险的。所以我们的身体又发展出另一套保护模式,就是利用各种酶素把游离的氧包围起来。但当酶素用完后,这些氧自由基就会毫无识别地攻击机体内的结构,如脱氧核糖核酸(DNA)、细胞膜、脂质等,通过氧化其它组织使氧自由基还原为稳定状态。在人体内,氧自由基也就成为许多看似无关的疾病及慢性病的共同起源,使得人体内部产生退化性征侯群。如血管变得脆弱、脑细胞老化、免疫系统衰退、白内障、退化性关节炎、皮肤下垂及全身性老化现象。随着年龄老化,身体制造这样的酶素将会变得越来越困难(因为它们是蛋白质,而蛋白质合成效率随年龄增加而逐渐衰退)。既然体内无法产生足够酶素满足需要,我们就必须依靠外来物质的帮助。现在,如果有一种物质比人体内的组织更容易被氧化的话,那么氧自由基就会倾向于和这种物质结合,这样就可以保护人体组织不被伤害。所以我们需要这种可以替代人体组织被氧化的抗氧化剂，而且这种抗氧化剂必须在人体内也有很高的活性才有效。氧自由基被抗氧化剂中和之后，就不会四处破坏，造成身体细胞的伤害，这就是抗氧化剂的功能。而原花青素、维生素 C、维生素 E、番茄红素等都是功能强大的抗氧化剂。

有实验表明体内超氧化物歧化酶的含量与物种的寿限有关。该实验测量 12 种灵长类和两种啮齿类动物脑、肝和心组织中超氧化物歧化酶含量，除以基础代谢率所得的值与寿限趋势有显著相关性，即超氧化物歧化酶 / 基础代谢率越大，寿命越长。

美国学者早在 30 年代就用限食的方法证明，大鼠从生长期开始限制热量摄入，其寿命显著延长。以后又有许多学者从生物化学和病理学的角度进一步证实限食能延缓衰老，影响自由基的产生而增寿。降低热量（食物）的摄入，将使自由基的产生减少。另外，限制热量的摄入也可能增强其他抗氧化系统。

超氧化物歧化酶是机体中一个很重要的酶，此酶可以清除氧自由基，保护细胞免受伤害。自由基是机体在新陈代谢中产生的，超氧化物歧化酶的活性降低时，它就会堆积对机体造成损伤。现代人由于生活条件越来越好，肥胖的人越来越多，给人们带来很多疾病，如：高脂血症、高血压、高血糖等等。这些疾病与饮食有很大的关系，当供给过量的热量时就容易产生上述疾病。同时，过量的食物使机体产生大量的自由基，它们需要超氧化物歧化酶来清除。

加速自由基清除，最好是让自由基尽量地少产生，这是最基本的问题，特别在静息状态，其方法以上已提及。

在这前提下可以采取某些措施以加速自由基的清除。

4.11.3.2 延缓衰老的抗氧化剂

抗氧化剂的作用主要是清除自由基，防止自由基对 DNA 及其他机体组织的损害。机体对自由基损害的防御能力可以通过测定血浆超氧化物歧化酶活性、血清过氧化脂质含量及其代谢产物含量而体现出来。超氧化物岐化酶是细胞之中能将过氧化物转化为无害物质的酶。但是，这个系统的力量会因人的年龄增加而减弱，至老年时达最低点。

人体超氧化物岐化酶活性在15~29岁时最高，并随着年龄的增长而减少，使自由基的产生和消除逐渐失去平衡。能提高血浆超氧化物歧化酶活性或降低血清过氧化脂质含量的药物，多具有抑制体内过氧化物生成，改善自由基代谢，进而起到抗衰老作用。目前，主要应用的是①酶类抗氧化剂：锰超氧化物歧化酶（Mn-超氧化物歧化酶）和铜锌超氧化物歧化酶（Cu、Zn-超氧化物歧化酶）。谷胱甘肽过氧化物酶（GSH-PX）含有共价结合的硒，并以硒半胱氨酸的形式存在于肽链中，使脂类过氧化物还原为脂肪醇类，防止过氧化脂质的损害。天然抗氧化酶有过氧化氢酶（CAT）、过氧化酶（POD）、谷胱甘肽还原酶（GSSG-R）等。②非酶类抗氧化剂：近年来，国内外对维生素E的研究已发现它具有抗过氧化物脂质的生成和脂褐素的聚积而达到抗衰老的作用。此外，维生素C、维生素A、胡萝卜素、谷胱甘肽、半光氨酸、多种微量元素、叶酸、尿酸、胆红素、褪黑激素等，也在抗氧化过程中发挥作用。

天然抗氧化剂对自由基的作用的研究发展迅速。比较多的为茶多酚、五味子、丹参等．。发现丹参和茶多酚不仅可以做为预防性抗氧化剂清除自由基，而且还可以做为脂质过氧化链式反应的阻断剂清除脂类自由基。

澳大利亚专家通过试验发现，茶叶中含有丰富的"茶多酚"，它是一种强有力的抗氧化物质，具有较强的清除自由基的能力。能有效阻止自由基对脱氧核糖核酸（DNA）的损伤，对细胞的突变有极强的抑制作用，并可增强细胞介质的免疫功能。

黄酮素是对抗自由基的黄金成分。最新研究发现：植物里的黄酮素——原花青素聚合物，是一种存在于植物或水果里的黄色、紫色、桔色及红色的色素，这些黄酮素色素具有很强的抗氧化力。这些黄酮类抗氧化物来自：绿茶、葡萄、蓝莓、西瓜和西红柿等深色植物。（详见排毒章节）。

顺便提一下，最好交替着吃不同颜色的蔬果，颜色深的蔬果含黄酮类物质更多，抗氧化力也更强。食物加热到200℃以上就会产生大量自由基，所以炖煮的食物更有益于健康。因为在水中加热的食物大致100℃，而烧烤炸的温度常达200~300℃或更高，会产生大量脂类自由基。2005年，世界卫生组织曾公布，一条烤鸡腿（注意不是煮鸡腿）的毒性相当于抽60支香烟！

4.12 为什么拼命节食还是瘦不下来

节食了（降低热量摄入少吃饭了）一段时间，体重也下降了一些，再往后同样少的饮食体重却是一动也不动！因为当大脑接收到饥饿的信息后，为了维持正常身体机能，便会自动调节使机体的耗能速度变慢，虽然吃得少，但消耗能力同时也变少了。这时饭量与你以前饭量相比是少了，但是与你现在的实际需要还是多了或者平衡，那么体重就不降。理应做的是坚持下去，进一步减少热量摄入，大量吃水果蔬菜。随着时间推移你的基础代谢还会进一步降低，你需要的热量还会下降，你的热量摄入还得减少。否则你还会体重不减或增重，一直到你的体重达标，维持你适量的饮食，保持你目前的体重，整个过程应大量吃水果蔬菜。还是上面说的吃！吃！吃！你还饿吗？可以适当散步，激烈运动实在不必要。

人类的身体在300万年的历史中，有2999950年是处于忍受饥饿的状况下。这一餐吃了以后，下一餐不知什么时候才能吃得到的状态持续了很长的一段时间。因此只要摄取了食物，基本上就会将食物变成脂肪囤积起来。换句话说，吃的次数越少，脂肪就越容易被囤积，而人类的身体，在这样的历史发展中，早已习惯囤积脂肪。

因此一天如果只吃二餐,却没有减少食物摄取总量的话,根本就没有意义,唯有减少食物的摄取总热量,才能变得更健康,又不容易发胖。

4.13 限食的典例

随着文艺复兴运动的开展,出现了一些指导探求长寿术的伟大导师。罗多维克·科纳罗是其中一位,他1467年出生于意大利东北部港口城市威尼斯一个名门望族。在青年时期,他过着放荡的生活,这显然不适宜他的体质,因而他不到40岁身体就垮了。此时,他意识到死神将至,于是做出了一个英雄般的决定:他要完全改变他的生活方式,彻底抛弃他年轻时候的生活习惯,走上一条相反的新路。

蜻蜓点水般的简单饮食,代替了饱餐山珍海味。这位"新"科纳罗只允许从早到晚进入嘴巴的最大量食物是12盎司固体和14盎司液体,即各约350克和400克,也就是仅能维持生存的限度。于是,奇迹发生了。这位未老先衰的汉子开始越长越年轻了。仅有一次且非常微弱地,他违背了自己的食谱。朋友们对他严格的食量疑惑不解,便给了他一些建议。科纳罗言听计从,就在食量上增加了两盎司,即一天食用14盎司的固体和16盎司的液体。这差点使他大病一场。他赶忙恢复了原状,按原来的通常食量进餐。

所予极多,所取极少,科纳罗在饮食方面就是这样一个有节制的人。年复一年,这位病人的身体越长越好了。83岁高龄时,他对自己的健康状况作了这样的评估:"我的身体棒极了,骑马不用人扶,不仅登楼梯就是登山岭也无需别人帮助。我现在兴高采烈,心满意足,情绪极佳,无忧无虑无烦恼"。

印度哲学家和政治家圣雄甘地就是一位水果饮食信仰者,年轻时体弱多病让他在32岁时成了一位自然疗法的信徒。他先是成为一名素食主义者,然后才成为一名水果饮食者。做了6个月水果饮食后,他深有体会地说(摘自他的著作《健康指南》):"饮食结构的彻底改变是一个至关重要的问题,6个月的时间太短,盖棺定论为时尚早。不过,有一点可以肯定,在这段时间里,我一直身体健康,而其他人却屡屡生病住院。现在,我的体力和精力都好于从前。我还不能搬运重物,但可以长时间干重活而不会有疲劳感。我也可以从事脑力劳动,而且精力充沛,思维敏捷。我向不少病人推荐了水果饮食,无一例外,他们受益匪浅。以个人体验和对水果饮食的研究,我坚信水果饮食是最适合于人类的饮食。"

4.14 长寿饮食法

西方启蒙时代人们着手创立长寿饮食法(只吃水果、蔬菜、糙米等素食)的科学体系。据记载,该体系诞生于1796年,其标志是德国医生克里斯多夫·威廉·胡弗蓝德(1762~1836)所著《延年益寿的艺术》的出版。

今天的格言是"少食"——摄取的热量再少几卡——如果我们想要健康地活得长久一些的话。曾经鼓励无节制的饮食和消耗大卡热量的食物,消费者协会现在改弦易辙了。当然,我们为了活着必须吃,但为了活得长久我们必须少吃。

在这种背景下,素食主义在日益风行。1996年,一帮英国科学家经过17年的研究之后,证实了一种基本素食谱的价值。希腊南部克里特岛人的时代来临了。这些岛民(地中海沿岸各族人也的确大都如此)吃水果、蔬菜和低脂肪肉类(家禽和鱼),不吃动物的肥肉。克里特凉拌菜特别好吃,似乎给了克里特岛人一个长久的预期寿命。然而,他们又被日本的冲绳岛人超过了。冲绳岛人也是吃鱼和蔬菜的素食主义者,保持着世界预期寿命的极高纪录。这就是明证。

按照一部分(也许就是有施虐狂倾向的)科学家的说法,理想的食量是略微高于饥饿的水平——科纳罗的论证获得了今天科学的认可。这是一条今天的西方人不易遵循的路子，有美食的地方，就出售着诱惑。

拿猴子做的一个试验，包括给几种不同的猴群以不同的方式喂食，以便观察结果，潜在的观点当然是喂食最少的猴子活得最长久。

一项大规模的、历经十年的研究发现，采取健康的生活方式、吃富含抗氧化剂的水果、蔬菜、橄榄油和其他单一饱和脂肪以及家禽和鱼类的饮食组的人，与那些少吃健康饮食的志愿者相比，他们的寿命有长出百分之五十的可能性。

许多专家相信，自由基是导致衰老的罪魁祸首。我们的身体不断地被自由基攻击，这些攻击全部都被称为氧化压力。它们导致衰老和疾病，比如癌症、白内障、关节炎、老年痴呆症和心脏疾病。

我们能通过限制热量、适当地体育锻炼减少自由基产生，并能加强自由基的清除，通过吃富含抗氧化成分的食品来抵抗自由基。维生素 A、E 和 C，还有豆类和深色绿叶蔬菜（比如菠菜）以及色彩鲜艳的水果等都能起到抗氧化的作用。西红柿包含很多抗氧化番茄红素，能降患前列腺癌的风险。我们能从摄取的补充物中获取额外的维生素，还可以吃复合维生素和维生素 C。

下面是一份抗氧化水果和蔬菜清单，它将帮助你计划你的长寿饮食正餐和小吃。

抗氧化水果和蔬菜	
水果	蔬菜
杏	苜蓿苗
鳄梨	芦笋
莓类：	甜菜
黑莓	灯笼椒
蓝莓	茎椰菜
蔓越莓	抱子甘蓝
覆盆子	胡萝卜

抗氧化水果和蔬菜	
水果	蔬菜
草莓	菜花
樱桃	芹菜
柑橘类:	玉米嫩芯
葡萄柚	黄瓜
橙子	茄子
橘子	大蒜
橘柚	绿叶蔬菜:
柠檬	大白菜
酸橙	莴笋
干果类:	菠菜
杏干	瑞士甜菜
李子干	菜汁:来自任何蔬菜
葡萄干	甘蓝
冷冻果汁:	蘑菇
葡萄汁	洋葱
猕猴桃汁	笋瓜
芒果汁	西葫芦
甜味瓜果类:	
甜瓜	
哈密瓜	
蜜桃	
木瓜	
桃	
梨	
菠萝	
西红柿及其制品	

从摄入的食物已足够该餐应进的量,到饱食中枢感到满足,还需要一段时间,因此很容易造成吃过多的情形发生。需注意提前刹车。

偏偏问题在于人类几乎不具备任何可以应付饱食状态的机能,

只要吃得太多，就会造成各种身体机能的障碍。即使是人体必需的胆固醇、脂肪、葡萄糖等过多都可能成为致病因素。而且在现在是常见的因素，远远大于饥饿的危害。

心肌梗塞和中风的患者，几乎都发生在不久前过量饮食。如果发生猝死，这就是我们平时所说的撑死的。有些因营养过剩所致的疾病，如高血压、冠心病、糖尿病、心肌梗死、脑血栓等，一旦住院，家人拿他们当病人看，给加强营养做一些好吃的，若这时病人食欲很好大吃一顿，病情迅速恶化，甚至死亡。这也属于撑死的。记住，不是所有病人都需要加强营养。营养过剩所致的疾病，加强营养等于火上浇油，只能加重病情，甚至危及生命！

4.15 过度的热量限制可能引起的健康问题

热量限制有延缓生物衰老和预防老年相关疾病的突出效果，过度的热量限制对健康可能带来的不利影响，这方面的资料也相对较少，但已有的研究表明过度的热量限制可引起多种健康问题如低血压、体重过低、性欲散失、女性月经不调、生育能力减退等。

①低血压：有报道，在启动热量限制的数月之内收缩压从108mmHg下降到88mmHg；舒张压从77mmHg下降到54mmHg；经过1年的热量限制，收缩压降低大约20mmHg，舒张压降低大约11mmHg，热量限制引起血压降低的确切原因还不清楚，但过度的低血压可能导致头晕及在晕倒过程中受到外伤。这是热量限制过程中应该注意的问题。②体重过度下降及脂肪贮存明显减少：热量限制启动之后，体重迅速降低，体重指数有可能低于正常范围，体重过低是某些疾病的危险因素。热量限制时体内脂肪含量迅速下降，体内能量储备减少，在遇到饥饿及需要会出现消耗能量的情况。如剧烈的长时间的运动，包括登山、长跑等会存在危险。③过度热量限制引起性欲散失、女性月经不调及不育，在怀孕前及怀孕期实行过度

热量限制对母体及胎儿均有较严重影响。如出现早产、低体重儿，因此在此期间不能过度热量限制。

热量限制只是限制进食的热量，不是限制进食的数量。这时应进食无热量或低热量的水果蔬菜，这样做相应的副作用就会减少或消失。再者热量限制也有度的问题，不是长时间的越少越好，而是以保持标准体重低限的热量为度。见相关章节。

5.锻炼自己的大脑

5.1 保持脑血管通畅

脑细胞和其他器官组织一样需要氧气和养料,作为高级神经中枢,脑的功能代谢活动异常活跃。它首先必须有正常和旺盛地血液循环,人脑的平均重量约为(1300~1500)克,它每分钟的血液流量高达(800~1200)毫升,占人全身血液流量的20%~25%。由于脑组织少有氧及葡萄糖的储备,所以一旦脑部血液供应发生障碍引起氧及葡萄糖供应跟不上就会迅速造成脑功能紊乱以及脑组织破坏。保持脑血管通畅是至关重要的,是落实和实施所有健脑措施的前提,没有血管的通畅想实施任何措施都是空谈。为此可见相关章节(如第九章)。

5.2 保持生活的希望

不论你处在什么年龄,不论你处高官还是社会底层,不论你是富有还是贫穷,不论你遇到什么难题,什么难迈的槛,生活都需要目标,也就是都要有希望,亦就是说的奔头。

儿时可能想以后有好衣服、好玩具;青年时代你可能想遇到公主或白马王子,中年人仕途上你以后会高升;经商者以后会做大;科研者你的成果可能会获奖,甚至拿诺贝尔奖;种地的亦有好收成,卖个好价钱……。

老年人身体若已经不好,可以想身体会渐渐好起来,儿子会给你带来希望,孙子更会给你带来希望的。

我记得有一次带孩子回家看爷爷,当时爷爷已经九十六岁了,眼睛不好，听说我带孩子来看他，高兴地从床上坐起来，叫着我孩子的名："老爷爷看不清楚你，就让老爷爷摸摸你。"一边摸着孩子头一边说："老爷爷要看你娶媳妇"。要知道那时候我孩子才有十岁。

希望总是有的。

可以做一些公益事业，可以制定一个远大目标，拿出部分精力去实现她，不要去看其结果。关键是你在这过程中所获得的快乐，说不定你真的能获诺贝尔奖呢。

人老心不老。

人老了亦要保持一定激情，心不要老，心要老了你心里就缺乏希望。为了不让自己心老要尽量做到：

心态年龄再造——心态的不老神话，心态年龄也称心理年龄，即心态衰老度。

心态由积极心态到消极心态的过程就是心态衰老。心态衰老是由于心态长期不运动而造成的"死水一潭"的结果。封闭和拒绝开放是心态衰老的大敌。心态运动对于心态的衰老速度，比运动对于身体的衰老速度的影响要大的多。

每个人都有一个相对独立的心态年龄，心态年龄不会随着身体机能的衰老而衰老。一个60岁的人心理年龄可能是30岁，但一个30岁的人其心态年龄也可能是60岁，这就是心态不老说。人的心态是身体的"精神支柱"，它可以不会随着年龄的增加而增加，只会越来越有智慧。20岁的激情加40岁的智慧是心态的最佳组合，可以永不衰老。或者说，心态可以永远保持在20~40岁。永不衰老的心态对于衰老速度的降低作用不可低估。

5.3 大胆地赶时髦

若你能操作鼠标，你可以网上冲浪，关心关心世界，涉猎下好奇，看看美媚……。

你可以溜街、逛商店，欣赏满街或满商场散发着青春活力，以及掩饰不住的性感（健壮）及美丽（帅气），她们是需要观众的。

美国罗彻斯特大学的威廉·豪尔博士指出，长寿的重要原因之一是基因。另外，后天的因素也相当重要，避免吸烟、肥胖、不爱运动，长寿几率会增加54%。一些慢性病人之所以能长寿也与他们的主治医生有关，这些医生并没有因患者年迈而放弃积极治疗。除戒烟、多运动、控制体重外，美国护理服务公司的一项调查发现，不少百岁老人还有着上网、看音乐电视、玩电子游戏等"时髦"爱好。专家们认为，"赶时髦"对长寿是有利的，这能让老年人感到自己还很年轻，保持一颗"童心"。同时，也让他们觉得自己没有被世界"遗忘"。

5.4 干自己感兴趣的事

不要问这样干会有什么结果，只要享受其过程给你带来的满足、充实、希望、快乐、价值。当我们的大脑关注新信息的价值、细节和含义时，我们会将此信息保存更久，并掌握得更好。这种掌握会让我们认清这个信息，同时提高我们的学习能力。如果我们的爱好和休闲活动具有我们所看重的价值，它们会更有趣，给我们带来成就感。许多人喜欢参加比赛，在参与过程中他们的头脑里始终都有一个他们所看重的奖品，这或许可以解释为什么竞技类体育运动对参赛者和爱好者都如此充满吸引力。

保持一颗好奇心：加拿大研究人员在2005年发现，在头脑敏锐的老年人中，90%的人还保持对事物强烈的好奇心和参与新事物的欲望。这说明保持一颗好奇心与保持头脑敏锐之间有着紧密联系，研究也证实，即使七八十岁时开始通过活动改善神经功能，如：阅读、旅行、背诵诗歌、玩牌、填字谜、学习乐器或者上网等，也能减缓人体衰老。好奇心帮助我们拓展视野。读有意思的书和杂志，探索不熟悉的领域,发展新的爱好并不断的探究和提出问题,可以让我们的大脑始终保持灵活敏锐。

下面是一些帮助大脑长久保持敏锐的方式,供大家参考。

旅游:如果你打算把自己埋进沙发椅中悠闲,可以考虑换一种不同的方式,也许是去一个你从未去过的地方观光,或者是享受一次放松的垂钓。

具有创造性:学习一种乐器或绘制油画可以有效地刺激脑部的艺术细胞,特别是如果你希望成为一个擅长分析、左脑发达的人的话。发掘你右脑的创造性天赋可以让你保持脑细胞活跃,并很可能帮助你防止将来脑力衰退。

挑战你自己:开始一个新爱好。不管是收集邮票也好,编织也好,开始新的爱好是开发脑力的有效方法。爱好可以帮助我们把注意力从每日的烦恼担忧上引开,并让我们获得一种对我们选择追求的任何领域的掌控感。随着年龄的增长,有固定爱好的人与那些把大部分时间花费在电视机上的人相比,脑力衰退的可能性较小。

5.5 学习

参加一个学习小组或读书俱乐部。一些人喜欢独自学习,而另外一些人则喜欢在团体中的互动学习。参加读书俱乐部和学习小组是一种可以拓展你的视野、让你享受和一群人相伴的流行方式。

学点外语不是为了出国:有条件找本外语书翻翻,这不是为了考几级,也不是为了出国,只是为了学习而学习。

有时间写回忆录给自己看:如果你认得几个字,你完全可以写回忆录,不要以为你没有什么辉煌事迹,没有可写的,你可以写一写过去的快乐、浪漫、痛苦、艰辛及人生感悟,你可以想哪写哪,不要考虑逻辑语法之类,你反正不打算出版。

写篇小说可自己看:如果你不想写回忆录,你可以写小说,把你儿时到现在听到见到想到的，甚至是一些黄色故事写下来，不追求出版，如果您不小心也像莫言获得个奖什么的或者弄部《聊斋》续集亦无不好。

为教育孩子备课：如果您有正在读书的后代，你不免跟他一起学习，以便辅导他（她）的功课，这样可以一举双得。

学习跳舞：如果你一生几乎没有业余爱好，所有文娱、体育活动都是外行。那时工作紧张，没有时间也就罢了，现在有时间了，你可以补上适合老年人活动的跳舞这一课。跳舞运动量不算大，且身体各个部位都能活动到。常言说，人老先从腿上老，跳舞能使腿脚格外灵活，它堪称腿老的克星。

学书法：学书法也是练气功，既练字又健身，一举两得，何乐而不为。可以上老年大学，攻一攻书法。要知道，近古稀之年写不出王羲之第二，但只要不断地有进步就好，你也可以裱裱她挂在堂上，当名人墨迹。

学画画：学书法、学画画可以互相促进。当然上老年大学更好，没有那条件自学也未尚不可。可从用笔、用墨、用水、用色一步一步学起，也可以临摹，制造一些"赝品"。

学习新知识：坚持多读书，保持脑子的灵活性。连续进行紧张智力活动两三小时，应有一段时间休息，不可疲劳过度。学习内容要交替轮换，这可使大脑管理不同功能的区域均得到轮流的兴奋与抑制。

麦克阿瑟"关于成功老化的研究"——发现，保持头脑活跃的人（玩字谜、读书、打牌或玩其他游戏）与那些缺少头脑刺激的人相比，生活品质更高，寿命也更长。

科学证明当我们强迫自己用一种新的方式解决问题时，我们可能也在加强我们脑细胞间的联系。类似于树的枝丫，可以将信息从一个脑细胞传递到另一个。如果不使用的话，我们的树突会萎缩，但当我们用新的方式使用它们的时候，它们的联接会保持活跃，传递新的信息。基本上，任何有意识使用大脑的行为都会潜在地制造新的脑细胞联接。同时令人关注的是，即使旧的树突已经死亡，新的树突仍然会被制造出来。

坚持处理智力难题可以帮助提高学习和记忆能力。你可能从今天开始上钢琴课，但是除非你能在接下来的几周或几个月中都坚持练习，不然你无法获得这些脑力的收益或享受掌握这门乐器的快乐。依靠坚持，你的记忆力会得到改善，你也会对自己的认知能力更有信心。

"读书—思索—勤动脑"可以促进大脑神经及感官信息运动活跃，有利于脑血管血液流通，积极改善和增强脑功能。所以提倡人们养成多读书、勤用脑的习惯。纵向研究提示：年轻时智力不大发展，工作压力不强者，年老时智力减退的年龄提前或速度加快；反之，则智力减退的年龄推迟，速度变慢。体力劳动者也应培养自己读书用脑的兴趣。据统计，体力劳动者比脑力劳动者智力减退早，而不断进行脑力活动者，则很难发生显著的智能衰退。老年人应该根据各自的爱好和兴趣，不断从书本中接受新知识，如学习外语、历史、卫生、园艺、书法、绘画、或作日记、写传记等等，积极有效地进行"脑力劳动"。

古今中外的许多名人，不但关心读书，而且还是勤奋用脑、健康长寿的榜样，甚至到了老年还在创造性地发挥自己的才智。巴甫洛夫从54岁开始致力于高级神经生理学研究，勤奋用脑30年，终于提出了"巴甫洛夫学说"，成为高级神经学说的创始人；列夫·托尔斯泰82岁时还写了《我不能沉默》；德国诗人、小说家、戏剧家歌德81岁时写完了巨著《浮士德》；英国著名剧作家肖伯纳，93岁写成了剧本《牵强附会的寓言》。史实也表明，多读书、勤动脑，可使智能不衰，身心不老，亦可以永年。

5.6 充足睡眠

充足的睡眠对老年人的健康是十分重要的。据有关资料表明，老年人每天至少需要6个小时的睡眠时间。除此之外，在睡眠的准备、姿势和习惯方面还要特别留意一些睡眠时的忌讳：

5.6.1 忌睡前吃东西

人进入睡眠状态后，机体部分活动节奏放慢，进入休息状态。

如果临睡前吃东西，肠胃等又要忙碌起来，这样加重了它们的负担，身体其他部分也无法得到良好休息，不但影响入睡，还有损健康。其理由见第四章节。

5.6.2 忌睡前说话

因为说话太多容易使大脑兴奋，思维活跃，从而使人难以入睡。

5.6.3 忌睡前过度用脑

晚上如有工作和学习的习惯，要把较伤脑筋的事先做完，临睡前则做些较轻松的事，使脑子放松，这样便容易入睡。

5.6.4 忌睡前情绪激动

人的喜怒哀乐都容易引起神经中枢的兴奋或紊乱，使人难以入睡，甚至造成失眠。因此，睡前要尽量避免大喜大怒或忧思恼怒，使情绪平稳。

5.6.5 忌睡前饮浓茶、喝咖啡

浓茶、咖啡属刺激性饮料，含有能使人精神亢奋的咖啡因等物质，睡前喝了易造成入睡困难。

5.6.6 忌蒙头而睡

老人一般比较怕冷，所以有的老人喜欢蒙头而睡。这样，因大量吸入自己呼出的二氧化碳，而又缺乏必要的氧气补充，对身体极为不利。

5.6.7 尽量保持良好的睡姿

以向右侧身而卧为最好，这样全身骨骼、肌肉都处于自然放松状态，容易入睡，也容易消除疲劳。仰卧则使全身骨骼、肌肉仍处于紧张状态，不利于消除疲劳，而且还容易造成因手搭胸部而产生噩梦，影响睡眠质量。

5.6.8 忌眼对灯光而睡

人睡着时，眼睛虽然闭着，但仍能感觉光亮。对着光亮而睡，容易使人心神不安，难以入睡，而且即使睡着也容易惊醒。睡眠时卧室里尽量避免光亮。

5.6.9 忌当风而睡

房间要保持空气流通，但不要让风直接吹到身上。因为人睡熟后，身体对外界环境的适应能力降低，如果当风而睡，时间长了，冷空气就会侵入身体，引起感冒风寒等疾病。

若你有睡眠障碍，你可以采取以下措施，若你没有怕累的病，如冠心病心绞痛、心肌梗死、肾脏病、肝脏病等，你可以让你的头和手脚五点着床，身体悬空，心里不停地想脖子太累了……、胳膊太累了……、腰太累了……、两腿太累了……，不停地想头大了……、脖子粗了粗了……、胸部腹部粗了粗了……、双腿粗了粗了……。使全身肌肉极度疲劳，实在不能坚持时再放下入睡，这样易入眠。

若你怕累或不想挨累，那你可做动眼操，具体睁眼或闭眼尽量向上、下、左、右各看2~3分钟，然后眼球最大划弧顺时针和逆时针各转30~50圈。

5.7 消除生活中的损脑行为

长期嗜烟、贪杯无度、睡眠不足、缺乏锻炼、疲劳过度、环境污浊、蒙头睡觉、不愿动脑、单一用脑、少言寡语、长期饱食。经常进食过饱，特别是食物中脂肪含量过高或吃糖过量。大脑中被称为"纤维细胞生长因子"的物质明显增多，此物质能使毛细血管内细胞和脂肪增加，促使动脉粥样硬化形成与发展，出现大脑早衰和智力减退现象。因此，早中餐以七分饱为宜，宜低脂低糖饮食，晚餐半饱都有点多。必需保持血管通畅，才能保证给大脑供应足够的氧及所需营养物质（见有关章节）。要做到这点，晚餐尽量做的简单些——稀饭与蔬菜，或者不做晚饭，只吃水果。

5.8 通过精神的力量获得长寿

在历史上，许多精神和宗教力量都曾帮助人们获得更加积极的心态，并找到更重要的人生意义。尽管有组织的宗教在全世界各地都对很多人的人生产生过重要的影响，但精神力量则是一个宽泛的概念，它不一定会和某种特别的信仰体系或崇拜形式联系起来。一些人通过深思、音乐或艺术满足自己的精神需求，而另一些人则寻求与自然或宇宙的和谐。无论你的精神表达采用什么形式，它都不仅能让你感到更安全、减轻你的压力，而且能延长你的寿命。

为了高品质的长寿，保持积极的心态

有意识地努力让自己开朗并充满活力——幸福是可以传染的。

原谅你自己以及不公正对待过你的人——忘记怨恨可以减少压力，并帮助自己形成积极正面的心态。

通过做出道德方面的选择来建立自尊。记住你的成就和成功来帮你反驳内心的自我批判。

如果你还没有拥有一种积极的精神或宗教生活，考虑去获得这样的生活,不管是通过沉思、有组织的宗教、在自然中寻求和谐还是其他任何方式。如道教、佛教、基督教、伊斯兰教……。

通过简单和系统的方法学习变得乐观。认识到你自己负面思维的诱因,并挑战你快速做出的任何负面猜测。

通过集中你的力量和设定可达到的现实目标来避免悲观情绪。

不要不合群——在需要的时候向别人寻求支持和专业帮助。

人生来就是社会性的,人本来就是有感情的动物,这从婴儿就开始了。

英国的国王学院附属医院曾经作过一项调查,他们询问 69 名乳癌患者:"你现在觉得如何?"结果一半的人回答:"只有死路一条。"另一半的人回答:"无论如何我一定会治好我的病。"后来过了 5 年,再度针对这些人作了一次调查。当时回答"一定会治好病"的人,有人开始冥想,有人开始采用胡萝卜苹果汁等饮食疗法,只要是对身体好的,都尽量去尝试;而回答"只有死路一条"的人,完全没有想要作任何尝试。

结果 5 年后,当时回答"只有死路一条"的人当中,有 80% 死了,只有 20% 的人还活着;而不断在尝试恢复健康的人当中,有 90% 都活下来。可见心情的调适,确实大大地影响了病情的发展,所以千万别悲观地认为"凡正我都这么老了,""既然都得癌症了,也只有死路一条",而应"有活力地一直活下去",我们的身体才会朝向积极的方向前进。

5.9 仁者寿

孔子曰:"仁者寿。"这说明早在春秋时期,孔子就已潜心领悟人的品质与长寿的关系了。明代名医张景岳也主张"欲寿,唯其乐;欲乐,莫过于善。"长寿者多是敦厚、为善之人。

现实社会中,人与人之间由于种种原因,难免发生冲突。如果能以"仁"之心对待矛盾，主动沟通感情，化解冲突，恬淡心情舒畅，情绪稳定。忘却忧愁和烦恼，心身处于健康状态，焉能不长寿？以德报怨，宽以待人，关心别人，才能受到别人的关心。人与人之间若是相互攻击，相互争斗，既要算计别人，又要防备别人暗算或报复，这种负面情绪可引起机能紊乱，促使疾病的发生，势必影响健康。

仁者长寿亦有科学根据。神经系统与防御有密切关系，因此，良好的心理有利于延缓大脑衰老，也延缓了身体各系统、器官的衰老。医学证实，许多疾病都是由精神因素决定的，心理压抑是21世纪威胁人类健康最严重的问题之一。世界卫生组织指出："健康不仅指身体健康，还包括心理健康和良好的社会适应能力。"说的都是这个道理。

孔子曰："不知老之将至"有人曾向孔子的学生子路打听老年孔子的情况，子路没有回答。孔子说，你为什么不回答呢？你可以这样回答："其为人也，发愤忘食，乐以忘忧，不知老之将至云尔。"意思是说，孔子经常发奋用功读书而忘记了吃饭，整天生活的很快乐而忘记了忧愁，心态十分年轻，根本感觉不到自己已经进入到老年。孔子还说过：吃的是粗粮蔬菜饭，喝的是清水，头枕在弯曲的胳膊上安卧，许多的快乐也就存在于这日常的生活之中。那些不讲究道德标准所获得富贵，对于我来说就像浮云流水一般。

5.10 "话聊"有益身心

老年人常爱几个人聚在一起，海阔天空地闲聊天儿，什么自然科学、家庭社会、趣事轶闻……无所不谈，或者开开玩笑、逗逗乐。老年人的这种聊天活动，被称为"话聊"，它与养花、玩鸟、钓鱼、下棋一样，对健康是很有益的。

"话聊"可促进思索，延迟脑衰老

（1）要谈话就要用脑思考，"话聊"能锻炼大脑，这符合"用进废退"的科学道理。

（2）"话聊"可增长知识、开阔眼界。

和几个人一起聊天，会学会许多自然科学，社会科学及日常生活等方面的知识。

（3）"话聊"可以消愁解闷，愉悦心情。

任何一位老年人都不可能处处、事事顺心如意，当你因为某些事情而不愉快的时候，请不要独自生气，可以找人聊聊天，通过聊天，可以散解一时的不愉快，摆脱激动、愤怒、不满、忧愁、疑虑等情绪。

（4）"话聊"可广交朋友，消除孤独感。

老年人最怕孤独。多接触一些人，能使您消除孤独感，保持心情舒畅。在交谈时，不但要接触老年人，还可以有意地接触一些中青年人，甚至可以和儿童嬉戏。这不但能消除孤独寂寞感，还能让您的心态变得更年轻。"鸡犬之声相闻，老死不相往来"的人，会加速衰老。

如果你抓不住，你可以找人或上网聊天。你可以选择不是你性别的网名，或比自己实际年龄小60岁的个人资料。

5.11 "五童常在"养生法

童心常闲嬉：我国南宋著名爱国诗人陆游"整书拂儿当闲嬉，时与儿孙竹马骑"。以童心而养天年。

常忆童年事：老年人不妨经常追忆童年时代的乐事，如捉迷藏、扑蝴蝶、捉蟋蟀、放风筝等趣事。如果身体条件许可的话，还可回到童年时代居住、生活或玩耍过的地方，故地重游，可以使童心再度萌发。

多交童年友：和"忘年交"的年轻人一起聊天、海阔天空地说今论古、评述中外，使自己感到年轻。大智若愚，大巧若拙，是让自己保持童心乐趣的良方。

多看童话书：一个简单的童话和寓言极富哲理、幽默感，老年人常读童话书，不仅可使自己捕捉到童年生活的乐趣，还能培养情操，充实生活。

拜访童年与青少年时代的同学和老师：青少年时代是人的黄金时代，"同学少年，风华正茂"是值得回忆的。如果这些同学离自己不远，不妨经常上门拜访，聊聊当年的学习和生活。还可以拜访小学和中学的老师，虽然老师已是白发苍苍的老人，但是在老师面前自己总是学生，总感到自己年轻。

5.12 存我春

"存我春"是东汉学者荀悦（148~209）在其《申鉴》中提出的养生思想之一。

"存我春"实质是教人修养道德、陶冶性情和保持良好心境，使自身永远充满阳光气或正气、真气，犹如万物当春而欣欣向荣。作者特别举出和、喜二气："和"为"德"，"喜"为"乐"。

1840年生于德国的塞缪尔·厄尔曼在养生学上与荀悦思想有极其相似之处，他在年逾70时写《青春》曰："青春不是年华，而是心境；青春不是桃面、丹唇、柔膝，而是深沉的意志、恢宏的想像、炽热的感情；青春是生命的深泉在涌流。青春气贯长虹，勇锐盖过懦弱，进取压倒苟安。如此锐气，二十后生有之，六旬男子则更多见。年岁有加，并非垂老；理想丢弃，方堕暮年。岁月悠悠，衰微只及肌肤；热忱抛却，颓唐必致灵魂。忧烦、惶恐、丧失自信，定使心灵扭曲，意气如灰。"

无论年届花甲，抑或二八芳龄，心中皆有生命之欢乐，奇迹之诱惑，孩童般之天真，久盛不衰。

所谓第二青春，就是无论你处在什么样的年龄状态，你是30岁、

40岁、50岁、还是60岁，在你的生命质量再造的过程中，你会发现，不但你的体能的年龄再造具有无限的潜力：在你经过一定的个性化的系统运动和锻炼后，你的体能会达到你的一生中相对很高的水平，甚至会达到或超过你一生中的顶峰值。即使是你60岁了，你也会突然发现自己的身体又回到了35~40岁的状态。而且你会发现此时自己的很多组织器官的机能也得到很大的提升，你的精力、体力和活力达到相对前所未有的水平，性欲旺盛，性能力得到大幅度提升，脑袋分外好使，心态积极而轻松。这就是你的第二个青春。

5.13 健脑行动全面防止脑衰退

人在步入中老年以后，其大脑会被一种脑组织衰退和脑功能丧失的疾病所困扰，这就是老年痴呆症。最近，美国学者提出了有效治疗老年痴呆症防止脑衰退的13步计划，可有效防止脑衰老。这13步计划的具体内容如下：

（1）避免接触铝制炊具、容器或腋下除臭剂，不喝装在内层含铝的饮料及饮用水；不食用瓶盖含铝的瓶装水及瓶装维生素。

（2）给头脑和身体进行一次去毒，包括监督之下的禁食，这要在经验丰富的医生帮助下进行。禁食疗法有助于排出体内的毒素，并可激发人体酶、维生素及矿物质的充分利用，刺激结肠排出长期以来的积存物，帮助身体正常发挥功能。保持血管通畅是至关重要的，为此一段时间禁食或限制饮食某种情况是必须的，可见相关章节。如排毒章节。

（3）让牙医取掉汞合金的填充物。

（4）生物氧化疗法在给大脑供氧以提高思维能力方面很有效。我们所在的环境中只含21%的氧气，而正常含量应为38%，因此对所有人来说氧气都不充足。生物氧化疗法包括超压氧舱疗法、臭氧疗法、过氧化氢疗法等等。另外，二甲基甘氨酸，有机锗–132，谷胱肽过氧化物、维生素 E、有氧运动，以及在空气清新的环境里作深呼吸都很有效。服用银杏和金雀花的制剂也很有益。

（5）服用作用于脑部的抗毒剂，其中包括：维生素 A、β 胡萝卜素、盐碱硫胺素、烟酰胺、泛酸、维生素 B6 和 B12、叶酸、对氨基苯甲酸、生物素、胆碱、肌醇、维生素 E、维生素 P、生物类黄酮（如栎精、橙皮碱）、维生素 N、半胱氨酸，含硫黄的氨基酸（如 L- 半胱氨酸、L- 蛋氨酸）和酶（如辅酶 Q10、菠萝蛋白酶、番木瓜酶及胰腺酶）。

（6）乙二胺四乙酸螯合疗法：通过静脉注射，可以除去体内的有毒金属，包括铅、砷、镍、铜、铁、汞、铝。

（7）从体内和脑部除去铝。可以用静脉或肌肉注射方法，同时还须口服各种营养元素。

（8）临床生物学家已认识到多种食物循环饮食的重要性。也就是说，一周内某种食物最多只吃一、两次，这样就能避免食物重复，从而减轻免疫功能的负担。应避免摄入酒精、咖啡因、烟草及含人工染色剂的食物，尽量食用天然生成、不含农药的健康原生食品。

（9）生物磁化和脉冲疗法也很有效，生物反馈法、针灸、耳部针灸也可一试。

（10）应用促进脑功能的营养物质：如卵磷脂。有一些专门的健脑配方，包括各种氨基酸、酶、维生素、矿物质和草药。维生素 B6 有助于把营养物质、血液、氧气等输送到脑部，含有钠、钾、镁的矿物质能通过皮肤毛孔渗入体内，也很有益。

（11）行为视力测定法能提高想像、观察、认知、记忆的能力。

（12）头骨整疗术技术、应用运动学、按摩脊柱疗法等都有助于加速神经运动，促进血液循环，加强脑部氧气及营养的供应。

（13）由于老年痴呆症患者脑部萎缩，所以必须每天供应 6 至 10 杯水，使之重新水合。这大概需要 6 个月的时间。

5.14 下面推荐四种脑营养食物

科学家在对大脑奥秘的探索中,惊奇的发现,可以通过营养及其它生活方式的变化来影响大脑的化学过程。研究证实,只有特定的营养才能旺盛血液循环和保证供氧增强大脑功能,促进注意力集中,协调情感,化解压力情绪,使人精力充沛,反应敏捷,营养大脑有助于发挥大脑的最高效率。

5.14.1 确保给大脑供应充足的胆碱

能给大脑提供营养的食物很多,其中有大脑记忆建筑师之称的胆碱,是大脑的关键性营养。胆碱是一种氨基酸,是脑细胞膜上一种重要的脂质成份,科学家认为胆碱在终身保护脑细胞功能上起着极为重要的作用。

胆碱是乙酰胆碱的前提,乙酰胆碱是编码记忆的一种重要的神经递质,当胆碱供应充足时,神经元更易于生产和释放乙酰胆碱,脑细胞内充满乙酰胆碱可防止记忆损伤,可强壮大脑。胆碱能最大限度的改善学习者和老年人的记忆力,科学家们把胆碱看作为所有年龄段的人一种基本和必须的营养元素。据科学研究,人在40岁前大脑神经营养的胆碱可由自身合成,人在40岁后合成胆碱的能力降低,导致大脑营养缺乏,造成脑细胞减少,从而导致衰老。

从哪儿能得到胆碱?已知的食品中龙眼肉、蛋黄、甘蓝菜等富含胆碱,其中龙眼肉的胆碱含量高达6.39%,蛋黄也是胆碱最丰富的可靠的来源。还有谷氨酸是大脑合成多巴胺神经递质的一种氨基酸,该递质的作用是维持大脑的运动协调功能。

5.14.2 龙眼是营养大脑的珍品

目前尚无法推出给大脑提供营养的有效药物。给大脑提供营养当以食物为主,人们在极力寻找理想的营养食品,龙眼肉则是当之无愧的营养大脑的珍品。

《本草纲目》中赞美龙眼时说:"食以荔枝为贵,益智则龙眼为良,盖荔枝性热,而龙眼性平和也",并强调指出龙眼"久服强魂聪明、轻身不老、通神明、开胃益脾。"

5.14.3 枸杞是营养大脑的上品

据现代科学测定:枸杞含有多种化学成份,主要有蛋白质、脂肪、糖、烟酸、玉蜀黍黄素、酸浆果红素、微量元素铜、铁、铬、镍、硒、钙、磷、镁、锌、锰、钴、多种氨基酸和多种维生素。

5.14.4 大脑营养非多糖莫属

多糖是大脑的理想的营养食品,具有保证大脑营养的作用。这是因为:脑的正常功能取决于足够数量的脑细胞及其合成和分泌足量的神经递质,多糖富含的营养成分是大脑神经递质的前提或神经系统发育的必需成份。

现代脑科学研究表明大脑的记忆功能与胆碱递质的关系十分密切,对中枢递质关系研究最多的是乙酰胆碱(Ach),是新皮质、海马和许多其他脑区的突触递质,这些区域都属胆碱能系统,多糖正是中枢胆碱能递质系统所必需的营养素。

氨基酸作为神经递质或神经递质的前体直接参与神经活动,已被确认是递质的氨基酸有谷氨酸、甘氨酸等,谷氨酸具有利用大脑中的酶促进细胞活化,使葡萄糖产生高能量物质的腺苷三磷酸(ATP),而 ATP 是脑组织代谢过程中所需的重要来源。

多糖是由十个以上单糖通过糖苷键连接而成的高分子化合物,多糖具有复杂的多方面的生理活性,多糖极易被消化吸收,只需极少的胰岛素参与,即会迅速地为大脑提供糖原作为能量的需要。多糖是自然界糖类物质的主要存在形式,像淀粉、纤维素、壳多糖等。

避免不良生活习惯暴饮暴食。现代营养学研究发现，进食过饱后，大脑中被称为"纤维芽细胞生长因子"的物质会明显增多，这些物质能使毛细血管内皮细胞和脂肪增多，促使动脉粥样硬化，导致给脑细胞输送氧、营养物质的通道狭窄或堵塞，出现大脑早衰和智力减退等现象。前章已提及。

5.15 抗大脑衰老剂

大脑衰老控制中心学说认为，通过神经内分泌轴及神经递质（如去甲肾上腺素、多巴胺等）发挥作用，导致机体的衰老与死亡。抗大脑衰老药有萘呋胺酯、盐酸吡硫醇等。上述药物可改善脑细胞代谢。罂粟碱和环扁桃酯（抗栓丸）的作用机理为直接扩张血管，改善微循环，有良好的抑制血管痉挛作用。其对脑动脉硬化、脑卒中后遗症、头痛、耳鸣、失眠、四肢麻痹、运动及语言知觉障碍也有效，并可长期应用。另有增强记忆功能，预防痴呆症的药物，如脑复康、胆碱、卵磷脂、氯酯醒、氯丙嗪、醉椒素、乳清酸镁等。按世界卫生组织（WHO）1987年用于治疗脑血管及脑机能不足性疾病的药物，目前应用较广泛的有肉桂嗪，有效率为87.5%；氟桂嗪有人报道治疗339例病人，总有效率为95%。

脑复康和尼莫地平。脑复康能选择性地作用于中枢神经系统，提高大脑两半球间的信息传递，增强大脑皮层对皮下神经结构的控制。对老年性精神衰退综合症，如老年人反应迟钝、虚弱、意识障碍、眩晕、精神运动性疾病等可获得良好效果。尼莫地平属第二代钙离子拮抗剂，能透过血脑屏障，选择性的扩张脑血管，从而增加氧和能量的供应。对血管性痴呆、早老性痴呆和高血压引起的记忆障碍均有良效。

6.增强自己的免疫能力

6.1 免疫系统

人体内有一个免疫系统，它是人体抵御病原菌侵犯最重要的保卫系统。这个系统由免疫器官（骨髓、脾脏、淋巴结、扁桃体、小肠集合淋巴结、阑尾、胸腺等）、免疫细胞（淋巴细胞、单核吞噬细胞、中性粒细胞、嗜碱粒细胞、嗜酸粒细胞、肥大细胞、血小板）以及免疫分子（补体、免疫球蛋白、干扰素、白细胞介素、肿瘤坏死因子等细胞因子等）组成。是防卫病原体入侵最有效的武器，它能发现并清除异物（如肿瘤细胞、衰老细胞、死亡细胞或其他有害成分）、外来病原微生物等引起内环境波动的因素。但其功能的亢进会对自身器官或组织产生伤害。

6.1.1 免疫防线

人体共有三道防线：

（1）第一道防线

是由皮肤和黏膜构成的，他们不仅能够阻挡病原体侵入人体，而且它们的分泌物（如乳酸、脂肪酸、胃酸和酶等）还有杀菌的作用。呼吸道黏膜上有纤毛，可以清除异物。

（2）第二道防线

是体液中的杀菌物质和吞噬细胞

这两道防线是人类在进化过程中逐渐建立起来的天然防御功能，特点是人人生来就有，不针对某一种特定的病原体，对多种病原体都有防御作用，因此叫做非特异性免疫（又称先天性免疫）多数情况下，这两道防线可以防止病原体对机体的侵袭。

（3）第三道防线

主要由免疫器官（胸腺、淋巴结和脾脏等）和免疫细胞（淋巴细胞）组成。

第三道防线是人体在出生以后逐渐建立起来的后天防御功能，特点是出生后才产生的，只针对某一特定的病原体或异物起作用，因而叫做特异性免疫（又称后天性免疫）。就像种了牛痘不患天花，得过麻疹就不会再得，这都是由于有真对天花、麻疹特异性免疫的结果。

6.1.2 基本功能

（1）免疫防御

识别和清除外来入侵的病原体（像细菌、病毒等）入侵和清除已入侵病原体及其他有害物质的功能被称之为免疫防御。

（2）免疫监视

识别和清除体内发生突变的肿瘤细胞、衰老细胞、死亡细胞或其他有害的成分。这种随时发现和清除体内出现的"非己"成分的功能被称之为免疫监视。

（3）保持内环境稳定

通过自身免疫耐受和免疫调节使免疫系统内环境保持稳定。

（4）修补

免疫细胞能修补受损的器官和组织，使其恢复原来的功能。健康的免疫系统是无可取代的，虽然它的力量令人赞叹，但仍可能因为持续摄取不健康的食物而失效。研究已证实，适当的营养可强化免疫系统的功能。营养免疫学的研究焦点就在于如何藉着适当的营养滋养身体，以维持免疫系统的最佳状态，进而使我们的免疫系统更强健，这是中国人对本草植物的使用心得，并融合对于营养免疫学的深入研究所创造的，是一门新世纪的健康科学。

（5）士兵工厂

骨髓：红血球和白血球就像免疫系统里的士兵，而骨髓就负责制造这些细胞。每秒钟就有 800 万个血球细胞死亡并有相同数量的细胞在这里生成，因此骨髓就像制造士兵的工厂一样。

训练场地：胸腺：就像为赢得战争而训练海、陆、空军一样，胸腺是训练各军兵种的训练厂。胸腺指派 T 细胞负责战斗工作。此外，胸腺还分泌具有免疫调节功能的激素—胸腺肽。

可见免疫系统的主要功能：一是作为身体的警卫部队，随时准备歼灭入侵者；二是及时消灭缺陷体细胞。血红细胞寿命为 6 到 17 周，它们不断死亡，不断为新细胞代替。白细胞的本职工作就是消灭缺陷红细胞。每分钟数百万缺陷红细胞被杀死和更新。同样，如果正常体细胞转化为癌细胞或为病毒感染，那么，只要免疫系统正常运行，就会将它们视为缺陷细胞并予以消灭。

身体若失去免疫系统的保护，则任何感染都必定会夺去人的生命。生命之初，婴儿的免疫系统仍在发育，免疫保护依赖于母乳，故专家们极力提倡母乳喂养。

在生命发展历程中，人类要遭受无数次感染，同时也会逐一形成免疫。

免疫力取决于身体健康状态和体能，不过，疲劳或过度应激会大幅度降低免疫力。

免疫力大小主要取决于胸腺健康程度，胸腺联合其他内分泌腺，共同指挥免疫系统"交响乐团"。如果感染或创伤令免疫系统不堪重负，胸腺激素数量就会减低，最终就会衰竭萎缩。其他免疫抑制剂为药物，如尼古丁、酒精、镇静剂、抗菌素、止痛药、阿司匹林等。另外还有各类化学物质，如城市生活用水普遍添加的氯和氟化物。

维生素 C 是保障免疫系统功能正常发挥的重要因素，维生素 C

摄取不足是现代文明人的通病，这也是多数人免疫力低的一个原因。

应激和服用免疫抑制剂需要消耗大量维生素 C。

6.2 提高免疫能力方法

免疫力是指机体抵抗外来侵袭，维护体内环境稳定性的能力。空气中充满了各种各样的微生物：细菌、病毒、支原体、衣原体、真菌等等。在人体免疫力不足的情况下，它们都可以成为感早班的病原体。虽然人体对不同的病原体会产生相应的抗体，以抵御再次感染，但抗体具有专一性和时限性，比如链球菌抗体只能在较短时期内保护机体不受链球菌的再次侵犯，也并不能抵御其他病毒的感染。免疫力低下的人根本无法抵御感冒病毒的侵袭，这才是他频繁感冒的真正原因。

日常饮食调理是提高人体免疫能力的最理想方法。

6.2.1 恰当的食疗

多喝酸奶：如果人出现酗酒、精神紧张等情况，会使人的抗病能力削弱。要纠正这种失衡，必须依靠养生细菌，酸奶中就含有这类细菌。

多饮开水：记住，是白开水！这样能使鼻腔和口腔内的黏膜保持湿润；多喝水还能让人感觉清新，充满活力。研究证明，白开水对人体的新陈代谢有着十分理想的生理活性作用。水很容易透过细胞膜而被身体吸收，从而有效地提高人体的抗病能力和免疫能力。特别是晨起的第一杯凉开水，尤为重要。

多吃海鲜：海鲜中含有丰富的铁、锌、镁、硒、铜等，经常食用能促进免疫功能。但在免疫功能紊乱患有自身免疫性疾病，如系统性红斑狼疮、风湿性关节炎、溃疡性结肠炎等，进食海鲜可能不利，从而加重病情，这时需忌口的。

经常喝茶：科学家发现，茶叶中含有一种名叫茶氨酸的化学物质。由于它能够调动人体的免疫细胞去抵御细菌、真菌和病毒，因此，可以使人体抵御感染的能力提高 5 倍以上。

不妨饮点红酒：大部分酒精饮料会对人体的免疫系统起到抑制作用，但红酒恰恰相反，它含有的一些抗氧化物质对增强免疫功能很有好处，而且还有利于保护心脏。

吃些动物肝脏：动物肝脏含有叶酸、硒、锌、镁、铁、铜，以及维生素 B6、B12 等，这些物质有助于促进免疫功能。

补充精氨酸：海参、鳝鱼、泥鳅、墨鱼以及山药、黑芝麻、银杏、豆腐皮、冻豆腐、葵花子、榛子富含这种物质，多食用有助于增强免免疫力。

6.2.2 最好是用自然疗法

（1）强烈推荐拔火罐刮痧其次针灸按摩

人类抵抗疾病的方法之一就是提高自身免疫力，提高免疫力的方法有很多种，科学已经证实，中医方法如刮痧拔罐足部按摩的方法通过体表经络穴位的刺激能有效提高免疫力。

针灸可以起到延年益寿的作用，针灸可以减少自由基的生成，提高机体抗氧化能力，使机体组织氧化抗氧化酶系统恢复平衡状态，提升机体免疫功能，起到延衰保健的功效。

头部百会穴（位于二耳尖连线与中线交界点，用刮痧手法的点法、按法、颤法）：科学实验证实，百会穴对免疫功能有一定影响。艾灸"百会"能使家兔的血清总补体含量、血清免疫球蛋白、血液白细胞总数等指标明显提高。

（2）颈椎：大椎穴（刮痧拔罐均可，手法主要用刮法和留罐）

科学实验证实，刺激大椎穴对提高免疫功能有一定影响。针刺大椎等穴，可提高补体效价，单针大椎穴可使白细胞增加。艾灸或电针大椎、足三里等穴,可提高网状内皮系统的吞噬功能。针刺大白鼠的"大椎"等穴,肝脏网状内皮系统吞噬功能亦增强。

(3)胸部:整个胸部(刮痧拔罐均可)

刮拭胸部重点是任脉(位于前中线)周围,从天突经璇玑、华盖、紫宫、玉堂、膻中到中庭,从上向下刮拭可刺激胸腺,胸腺为锥体形,由不对称的左、右两叶组成。胸腺大部位于上纵隔的腹侧部分,小部向下伸入前纵隔。一部分在胸腔,一部分在颈部。胸腺既是淋巴器官,又具有内分泌功能。胸腺培养各种T细胞,它在细胞免疫功能中起着重要作用。另外,胸腺能产生激素样物质,如胸腺素和胸腺生成素等。

(4)腹部中脘(刮痧拔罐均可)

科学实验表明,艾灸中脘穴可提高机体免疫防卫功能,如以小白鼠进行实验研究,隔日灸"中脘"1次,共3次,分别测定肝、脾、腹腔巨噬细胞的吞噬活性,结果发现,艾灸组比对照组的吞噬细胞活性均有一定增强。但以肝、腹腔的吞噬细胞活性最为显著。

(5)背部肾俞(刮痧拔罐均可)

实验表明,针刺肾俞能兴奋网状内皮系统的吞噬能力,如针刺"足三里"、"肾俞"一次,可见家兔巨噬细胞功能有明显增强。

(6)上肢部合谷(刮痧拔罐均可)

实验表明,针刺合谷对免疫系统有调整作用,以合谷或足三里为主,据对70例患者电针前后所做玫瑰花和淋巴细胞转化试验结果表明,针前细胞免疫偏低或一般水平患者多趋提高。

(7)下肢部足三里(刮痧拔罐按摩均可)

实验表明,针刺足三里对免疫功能有一定的影响,有报道用绵蓝细胞致敏的家兔,针刺"足三里",可延长血中抗体维持时间。针刺"足三里"对肉芽囊肿的观察,针刺有抑制病灶通透性、减少炎性渗出液作用;还可抑制炎性白细胞的游出。有空可用拳头或按摩器具敲打该穴位也有效。

（8）三阴交（刮痧拔罐均可）

实验表明，针刺"三阴交"可使动物淋巴细胞显著增加，T淋巴细胞针后较针前有显著增加。

（9）拔罐的机理

按中医理论讲，拔罐具有行气止痛、祛风散寒、调理脏腑虚实、活血化淤的作用。现代医学认为，拔罐治病的机理是：①拔罐能使病人皮肤的毛细血管充血破裂，以至自身溶血，从而产生一种组胺和类组胺的物质。这种组胺和类组胺的物质可以被送往全身各处，刺激机体的各个器官，增强各器官的功能，以起到提高机体抗病能力的作用。②拔罐可使机体局部的血管扩张，起到改善细胞组织的新陈代谢及血液循环的作用。③拔罐还具有增进人体内淋巴液的循环，促进胃肠蠕动的作用。④拔罐可以改善肌肉和各脏器对其代谢产物的排除。⑤拔罐可以通过刺激病人的皮肤感受器和血管感受器，而起到调节神经系统功能的作用。

（10）拔罐的方法

拔罐用的罐种类很多，如：竹罐、陶罐、玻璃罐、抽气罐等。根据病情的不同，拔罐者可以采用不同的拔罐方法：

留罐法：是指把罐吸附在相应位置后滞留一定时间的方法。此法适用于治疗风湿痹症、感冒咳嗽、胃痛、呕吐、腹痛、泄泻等病症。

闪罐法：是指把罐吸附于相应位置后，用一只手压住皮肤，另一只手握住罐体快速拔下的方法。如此反复多次，直至皮肤潮红、充血或淤血为度。此法适用于治疗局部皮肤麻木、疼痛等病症。

走罐法：指拔罐时先在所拔部位的皮肤上涂一层凡士林油（或其他润滑油）后，再拔罐。然后，医者用手握住罐子，在涂有凡士林油的部位上、下或左、右往返推动。当所拔部位的皮肤红润、充血、甚至淤血时，将罐起下。此法适用于治疗肌肉丰厚，皮肤平坦部位的病症，如脊背、腰臀、大腿等部位的酸痛、麻木、风湿痹痛等病症。

刺络拔罐法：即将皮肤消毒后，用三棱针点刺出血或用皮肤针叩打后，再行拔罐，以加强刺血治疗的作用。此法多用于治疗丹毒、扭伤、乳痈等病症。

6.2.3 热量限制能提高免疫力

利用少吃一餐等方法来控制卡路里的总摄取量（最好放在晚餐），是治疗代谢综合征等生活习惯病的有效方法，空腹时间越长，其效果就更不止于此。空腹可以提高免疫力，换句话说，就是能降低生病的风险，让人们活得更健康。

有利于免疫系统的饮食

一种被称为"热量限制"的极端饮食方案，是唯一证实了的、能够延长动物寿命的方法。

当我们提到热量限制的时候，通常是指不采取任何节食措施的食量减少 1/3 或 30% 的热量摄入。通过热量限制之后，动物不但寿命更长，而且生活得更健康，好像没有显示出很多衰老性疾病。

先前的研究表明，热量限制能够改善啮齿目动物的免疫反应，对猴子等相对长寿的动物是否也存在同样情况。研究小组将 42 只猴子分成两组：一组实施热量限制，一组进行正常饮食，为期三年半。

他们在美国《国家科学院院刊》中报道，经过热量限制的猴子免疫系统明显强化，从总体上说免疫细胞有所增多。更值得注意的是，这些猴子中一种重要的免疫细胞有所增加，这种免疫细胞叫做原始 T 细胞。多数原始 T 细胞在生命的初始阶段形成，一旦参与抗击某种特定的病原体，就会变成"记忆 T 细胞"，只能专门抗击那种特定的病原体，就像我们得了麻疹就再也不得麻疹，种了牛痘就不得天花一样，都是有"记忆 T 细胞"完成的。然而原始 T 细胞能够抗击任何病原体，包括身体从未遇到过的病原体，像"非典"、"禽流感"的致病微生物，是人从未接触过的致病微生物。

"利用身体储备的原始T细胞来抗击新型病原体，确实使我们感到越来越无能为力，这恰恰是老年人中存在的问题之一，我们好像无法抵御不断袭击我们的新型病原体。我们可以看到的一种典型情况就是新型流感，老年人在抵抗这些流感时显示出严重的问题。在老龄人群中，每年都有成千上万的人死于跟流感有关的疾病"。

研究发现，在热量受限一组猴子中，不仅原始T细胞有所增加，而且这些细胞的功能也有所强化。他们将这些T细胞的某些抗体引入试验场所（并未注入猴子体内），结果热量受限一组猴子的T细胞发生分裂繁殖，并表现出更强的活力。

比起普通办法，热量限制使免疫系统产生了更为显著的改善。我们能够明确地证实这一点；热量限制对免疫系统的结构和功能均有非常重要的影响。这说明热量限制可能会通过改善免疫系统的功能来达到使动物长寿的效果。

6.2.4 适当体育锻炼

适当的运动可以很好地调节人体的免疫功能，提高机体的抗病能力。通常，坚持每天运动30到45分钟，免疫细胞数目会增加，抵抗力也会相应提高。如果运动量太小，则不足以达到调节免疫功能的效果。运动过量，则会导致免疫功能的抑制，增加上呼吸道等疾病的感染率，甚至有可能诱发一些潜在疾病的危险。

（1）健身锻炼对人体免疫功能影响的研究

健身锻炼是旨在增进人体健康、增强体质所进行的有目的活动。健身性耐力练习、舞、太极拳、气功、健身操等能提高人体免疫能力，其影响程度取决于锻炼者的运动习惯、运动种类、运动强度及年龄、性别、体质状况等诸因素。

(2)适度运动可增强机体的抗病防病能力

"生命在于运动",运动有益于健康的观点已为人们普遍接受。研究发现,经常参加体育锻炼可以降低心血管疾病的危险性,延长寿命。一个为期三个月的适度运动计划,使一组年龄为65~100岁的老人的免疫应答的实验室测定值上升,他们由于呼吸道感染而住院的天数比同龄对照组明显减少。陈佩杰对坚持锻炼10年以上的老人进行研究发现,其血浆白细胞介素的活性比对照组普通老人明显增强。实验还证明,适当的锻炼能显著增强抗体反应,增强对肿瘤的抵抗力,减慢实验动物的肿瘤生长。有资料表明,运动可以防止25%~100%实验性肿瘤的生长。体育运动能够防癌的原因是:运动可以增加酶的活性,能破坏产生癌的诱发因素,健身活动能改善免疫功能,增加全身免疫功能和T细胞及B细胞的数目,增加杀伤细胞的数目和能力。

(3)健身活动对细胞免疫的影响

对有每周坚持5日以上,每日2小时运动习惯的人进行了免疫机能测定,并以无运动习惯的人作为对照,结果表明,具有运动习惯的实验组的淋巴细胞反应性明显高于对照组,具有运动习惯的人单核细胞对酵母多糖的吞噬机能大大高于对照组,而免疫球蛋白和补体的实验组与对照组间无明显差异。因此,运动习惯对细胞免疫有较大影响,而对体液免疫的影响则较小。无运动习惯的健康人,连续6周进行运动负荷后,与运动开始时相比,其淋巴细胞反应性显著提高。对连续运动负荷15周的健康人进行免疫学测定的结果也表明其淋巴细胞的反应性增加,提示长期系统地进行健身锻炼可以使人体细胞免疫机能明显增强。

(4)健身锻炼对体液免疫能力影响

将受试者分为长跑组和对照组,长跑组每天长跑范围为2000~20000米,运动组患上呼吸道感染的人数显著小于对照组。虽然适当的运动对血浆免疫球蛋白的影响在正常范围内的变化较小，但联系到上呼吸道感染这一事实，这种小的变化可能具有极重要的临床意义。这样的运动量需循序渐进，养生不提倡剧烈运动。见相关章节。

关于运动引起的淋巴机能变化方面，它与类鸦片肽的关系日益受到重视。持续跑步30分钟时，有时可出现被称为"跑步欣快感"的现象，表现为心情愉快，内心舒畅。这是由于运动使β—内啡肽升高所致。

6.2.5 恰当应用药物

6.2.5.1 现代药物

强烈推荐疫苗接种：流感疫苗、乙肝疫苗等。该疗法已被历史证实有效且副作用轻微，简单易行，值得重点应用。

免疫调节剂

老年人免疫功能紊乱，免疫机能衰退，抗病和识别能力降低，易发生感染、肿瘤、自身免疫病等疾病，导致机体衰老。因此强化免疫功能不仅可防御细菌、病毒等侵犯，而且是抗衰老的重要手段。常用的免疫调节药物很多，主要有胸腺激素、转移因子、干扰素、多聚核苷酸、左旋咪唑、核糖核酸（RNA）与脱氧核糖核酸（DNA）植物血球凝聚素（PHA）可激活血液中小淋巴细胞（TC），使其转化为淋巴母细胞分裂增殖。

胸腺肽能调节机体免疫平衡，增强T细胞免疫功能，延缓衰老，可阶段应用胸腺肽皮下注射。近年来临床研究已证实，脱氢表雄酮硫酸酯（DH）随年龄下降的水平与一些老年性疾病，例如高脂血症、肥胖症、缺血性心脏病、肿瘤、糖尿病等有关。老年人补充小剂量的DH可作为防治老年性疾病和肿瘤的良药，而且有助于增强骨骼、肌肉和人体免疫功能，也有报告称，可使老年人精神压力减轻、改善睡眠，减轻关节疼痛等，有助于延年益寿。

维生素C是保障免疫系统功能正常发挥的重要因素，维生素C摄取量不足是现代文明人的通病，这也是多数人免疫力低的一个原因。如前所述，面临应激和服用免疫抑制剂需要消耗大量维生素C。该时需补充维生素C。

血液中少量的糖皮质激素能刺激淋巴细胞增生以及抗体的合成等免疫增强作用。强的松、氢化可的松等（糖皮质激素）激素类药物，在适当用药条件下，可影响生理过程，延缓老化速度。（请在医生指导下应用）

据研究报告，12例50~80岁老人应用核酸制剂3个月后，11例老年斑消退，睡眠改变，有效率达91.39%。有一位美国医学博士认为，如能坚持服用核酸食品，人可活到百岁。

适当补充铁质：铁可以增强免疫力；但铁质摄取过量对身体有害无益，每天不能超过45毫克。

补充谷氨酰胺：它是人体不可或缺的非必需氨基酸，堪称强化免疫系统的"利器"之一。经常感冒或腹泻的人，可将谷氨酰胺粉剂加入果汁或凉开水中服用。

补充适当的酵素：通过适当的酵素补充，刺激细胞活力，清除肠内毒素，一清二补，有助于增强免疫力，同时要配合适当的运动，以协调各个器官的协调力。

6.2.5.2 天然药物

一些中药例如：黄芪、四君子汤、何首乌、当归、牛膝、枸杞、人参、丹参等通过临床研究也具有调节机体免疫能力延缓衰老的作用。

研究发现，冬虫夏草能有效增加免疫系统细胞、组织数量，促进抗体产生，增加吞噬、杀伤细胞数量，又可以调低某些免疫细胞的功能，是增强人体免疫力的首选。冬虫夏草粉碎后服用，每次1.5

克，每日2次，连续服用10天，大部分免疫力低下的患者可取得显著的疗效。

6.2.6 乐观积极的心态有利于免疫力的保持

乐观的人赢得长寿。

1975年发现，动物的免疫反应可形成条件反射。这是中枢神经系统作用于免疫系统的一个有力的直接证据。对于人，个性和情绪能改变免疫系统对疾病的易感性。焦虑、恐惧、孤独等不良心理刺激可造成机体免疫功能降低，表明高级中枢对免疫功能有调节作用。条件反射也可引起免疫增强的效应。中枢神经系统中的神经分泌细胞核胶质细胞能产生细胞因子和补体等免疫活性物质，在丘脑、下丘脑、海马、嗅球等许多脑区均发现免疫活性物质。

人类和动物的免疫器官都受自主神经支配。如支配胸腺的交感神经具有促进胸腺细胞发育、T细胞成熟等作用。但实验表明，交感神经对于免疫反应的调节主要是抑制性的，而副交感神经则能增强免疫功能。

有积极心态的人更容易避免消沉的情绪，这种情绪会缩短人的寿命，特别是得不到充分治疗的话，乐观的人也更可能获得及时的医疗救治，因为他们想信自己的病情会好转，或他们的健康问题可以得到解决。丹麦的奥尔胡斯大学医院的研究人员认为，还有另一个可能会将积极心态和健康联系起来的因素是免疫系统，这是身体对抗感染的手段。在对超过三百名年龄在七十到八十五岁之间的志愿者进行观察后，他们发现，那些整天充满悲观想法的人白细胞的数量更高，好像他们的身体正在试图对抗疾病。这表明，悲观情绪可能会对健康产生负面影响，它会引起生理上反应。

积极心态占主导地位的人也更容易对自己的生活感到满意，这种自我满足可以带来更长的寿命。芬兰的科学家研究了安乐和幸福感对长寿的影响，发现满足现状的人与那些表示不满足的人相比，多活二十年的几率高出一倍。

我们中那些对老化抱有相对积极态度的人比其他人活得更久。耶鲁大学的医生通过对七百多位志愿者达二十多年的追踪研究，揭示了心态对寿命的影响。他们发现，那些积极看待衰老的老年人比那些把衰老看作是一种相当可怕的经历的老年人的寿命要长七年半。如果你预期会有一个充满生机、健康并有意义的未来，你的想法将很可能实现。

6.2.7 内分泌系统对免疫系统的影响

见第七章

7.维护好自己的内分泌

内分泌是指内分泌腺体或内分泌细胞所产生的生物活性物质——激素直接释放到血液中发挥作用的分泌形式。有经典的内分泌腺以及兼有内分泌功能的器官、组织共同构成。比较典型腺体有垂体、松果体、胸腺、肾上腺、甲状腺、胰腺、性腺等分泌十几种激素;另具特定功能组织、器官有下丘脑、心、肝、肾、消化道粘膜、胎盘等有专职的内分泌细胞,可分泌百余种激素。

人的精神活动对内分泌系统有重要影响

至今的研究证明,神经、内分泌和免疫三大调节系统以共有、共用的一些化学信号分子为通用语言进行经常性的信息交流,相互协调,构成一个整体性的功能活动调制网络。三大系统通过各自释放的信息物质经体液传递,作用于相应的受体,是各调节系统协同作用的关键因素。内分泌、神经和免疫系统组织都存在共有的激素、神经递质、神经肽和细胞因子,而且细胞表面都分布有相应的受体。大部分在脑内发现的神经肽和激素同时也存在于外周的免疫细胞之中,这些物质的结构和功能与神经核内分泌细胞完全相同。再如,淋巴细胞和巨噬细胞等存在生长激素受体、促肾上腺皮质激素受体和内啡肽受体等,胸腺细胞分布有生长激素释放激素受体,催乳素受体等。利用组织化学、免疫放射自显影等技术证实,无论在基础状态下还是诱导后,脑组织中都存在多种细胞因子的受体或相应的mRNA,中枢神经系统也存在细胞介素和干扰素等细胞因子。在正常情况下,内分泌系统就存在一些细胞因子,而且经过诱导后还可以产生许多细胞因子。

几乎所有内分泌腺都受自主神经支配，或受神经对腺体内部血流调控的间接影响。而激素也能影响中枢神经系统的功能，如行为、情绪、欲望等。下丘脑是神经与内分泌发生联系的重要枢纽，与外周感觉传入和高级中枢下行通路之间都有广泛的联系。各种信息都有可能经下丘脑一起反应，如精神紧张可使皮质醇分泌增加，焦虑可引起月经停止，对动物生殖道的机械刺激可引起排卵等。集中分布在下丘脑的神经分泌细胞更易受神经活动的影响，能将中枢神经活动的电信号转化为激素分泌的化学信号，充当将电能转变成化学能的换能器角色。不仅下丘脑释放的神经肽可通过垂体门脉系统调节腺垂体的内分泌活动，腺垂体细胞也直接受神经的支配和调节。这些活动有助于在外环境发生变化时内分泌系统进行高级整合，如促肾上腺皮质激素释放激素（CRH）-促肾上腺皮质激素（ACTH）-皮质醇轴在应激反映中的激活。再如，肾上腺髓质激素的分泌直接受交感神经节前纤维的控制；甲状腺、胰岛以及胃肠内分泌细胞等的功能活动也都受自主神经的支配和调节。

广泛地存在于中枢和外周神经系统中的多种激素能参与调制神经信息的传输，使神经调节更加精确和完善。例如在中枢神经系统内有促甲状腺激素释放激素（TRH）的广泛分布，并参与如抗抑郁、促觉醒、促运动和升体温等活动的神经性调节。糖皮质激素对于交感神经末梢释放的去甲肾上腺素缩血管效应表现允许作用，否则去甲肾上腺素缩血管效能降低。

自发现部分切除垂体可引起胸腺萎缩的现象以来，大量动物实验也提供了内分泌与免疫系统之间复杂关系的证据。免疫系统是机体应对细菌、病毒、肿瘤刺激的调节系统。在机体受到相应刺激时，细胞或体液中介的免疫反应被激活。这些信息使免疫细胞分泌细胞因子和肽类激素等，并作用于下丘脑，影响下丘脑神经激素的释放，进而改变垂体激素的分泌。也有证据表明，细胞因子也可直接刺激垂体、甲状腺、胰腺、肾上腺和性腺等，调节这些内分泌腺体的内分泌活动。

激素是调节和维持机体内环境稳态的重要因素，其分泌十分有序，能适应机体各种活动时的需要，并且能适时地启动和终止。内分泌系统内部存在的反馈机制是对多种激素调节的基础。内分泌系统是一个相对独立的调节系统。体内调节激素的合成与分泌的环节多而复杂，每一个环节发生变化时，都会影响内分泌系统的正常发挥。激素的分泌除了有本身的分泌规律外，如基础分泌、昼夜分泌、脉冲式分泌等，不同的激素之间还形成多级调节关系，发生相互影响。另外神经系统也参与激素分泌调节。典型的有下丘脑-腺垂体-甲状腺轴、下丘脑-腺垂体-肾上腺皮质轴、下丘脑-腺垂体-性腺轴等。在此系统内，构成三级水平的调节轴系。这种轴系还受更高级的中枢如海马、大脑皮层等部位的调控。一般而言，高位对低位是促进，低位激素对高位是抑制。内、外环境各种形式的刺激都可能经这些神经通路影响下丘脑分泌活动，实现对内分泌系统以及整体功能活动的高级整合作用。神经活动对激素分泌的调节对于机体具有特殊的意义。所以要求养生人注意自己的情绪调节，保持良好的精神状态，以保持自己的内分泌系统的完善与稳定。

为了维护腺体、器官、组织的正常功能，正常的血液供应是不可缺少的，保持血管通畅是必需的前提。没有正常的血液供应想让腺体、组织器官正常工作那是痴人说梦。

7.1 甲状腺

甲状腺功能过高或过低对身体都不利。碘对甲状腺正常功能至关重要，碘过低或过多都将抑制甲状腺功能。海产品的含碘量较高，海带为 $2mg/kg$，海鱼和贝类为 $80\sim500\mu g/kg$，海风中含 $100\mu g/m^3$，内陆空气中 $1\mu g/m^3$，海产食盐 $200\mu g/kg$，内陆岩盐是其 $1/2$。一般食物，如骨、麦、蔬菜、水果和牛奶的含碘量都不足 5μg/kg。摄入人体的碘，80%~90% 来源于食物，10%~20% 来自饮水，5% 来自空气。我国成人每日从食物中大约摄取 100μg~200μg 碘。国际上推荐 150μg/每天。生长发育期、妊娠和哺乳期应多于 200μg/每天，此期维持甲状腺功能正常非常重要，否则会引起智力和发育问题。通常，每天至少需要 60μg~80μg。生理需要量的甲状腺素对蛋白质、糖、脂肪的合成和分解代谢都有促进作用，而大量的甲状腺素促进分解代谢的作用更明显。维持甲状腺功能正常非常重要，碘过少过多摄入都不利，在沿海或经常食用海产品时食用加碘盐有点多余，可食用加锌或加硒盐，不在这范围可食用加碘盐。碘也绝对不是补的越多越好。如果不幸患了甲状腺功能亢进或低下，应积极治疗。

7.2 胰腺

胰腺兼有外分泌和内分泌双重功能。成年人每天胰岛素的分泌量 40~50 单位。胰岛素与细胞上的受体结合才能起作用。胰岛素受体的数量与亲和力受多种因素的影响。胰岛素增加的情况下，受体的数量减少，饥饿、肾上腺功能减退时，每个细胞的受体数量增加；而在肥胖时细胞的受体数量减少。如何保护好胰腺见《减少自己器官组织的磨损》、《不同疾病的饮食方法》等。

7.3 肾上腺

肾上腺皮质激素是维持生命所必需的激素。动物实验发现，摘除双侧肾上腺后，动物将不能存活。这说明肾上腺皮质激素是维持生命所必需的激素。动物死因是：①由于激素缺乏，机体水、盐严重丢失，导致血压降低和致命性休克。②由于激素缺乏，机体水、糖、蛋白质和脂肪代谢发生紊乱，机体的应急反应降低，轻微的刺激就可导致机体功能衰竭甚至死亡。一些激素只有在少量肾上腺皮质激素存在的条件下才能发生作用，而肾上腺皮质激素不具有这些作用，糖皮质激素的这种作用称为允许作用。像儿茶酚胺只有在肾上腺皮质激素存在的情况下才能影响能量代谢。对血细胞、神经系统、骨形成等都有影响。肾上腺皮质分泌的性激素以雄激素为主，可促进性成熟。少量的雄性激素对妇女的性行为甚为重要。雄性激素分泌过量时可使女性男性化。下丘脑－腺垂体－肾上腺皮质轴影响肾上腺皮质激素的分泌，肾上腺分泌的激素过多或过少都会影响身体的健康。

精神压力传递到间脑的视床下部脑垂体部分，会使肾上腺皮质激素的分泌增加，因此带来心跳加快、血压、血糖上升、植物神经紧张等反应，长此以往，将对人的精神状况造成不良后果。对肾上腺机能造成的损伤，有疾病上的，如关节炎、哮喘、肺结核等，但更多的是来自精神上的，如经济压力、职业压力、情感压力、人际压力等，日积月累，对肾上腺的损伤都是非常大的。要维持肾上腺的功能良好，必须注意3个方面的问题：1、补充营养：补充维生素，D、B族维生素、维生素C、胡萝卜素等营养素，都能减轻肾上腺的压力。此外，一些天然药草，对肾上腺也有益处，如紫云英草能改善肾上腺功能，并有助减轻紧张与压力；菊花属植物能增加白血球数目及保证组织抵抗细菌侵入；人参有助肾上腺对付紧张的情况。2、避免神经紧张：婚姻不和、工作场所恶劣、生病、不受尊敬或寂寞的感受等所引起的长期精神负担，它们对肾上腺都是有害的。因为在紧张的状况下，肾上腺必须加倍工作，持续地对肾上腺施加压力将折损其功能。3、避免使用酒精：避免使用酒精、咖啡因、烟草，这些物质对肾上腺及其它腺体具有高度的毒性。也避免脂肪、油炸食物、火腿、高度加工食品、汽水、糖及白麦粉等食品。这些物质均增加肾上腺的压力。4 多吃新鲜果蔬：多吃生鲜果蔬，尤其是绿叶菜类、啤酒酵母、糙米、豆科植物、橄榄、完整谷类等都是健康食物，可以加入饮食中。吃深海鱼、鲑鱼、鲔鱼，一周至少3次。5适度的运动：适度的运动有助刺激肾上腺的功能。要付诸行动保护这些腺体，否则它们可能产生疲乏。

必要时在医生指导下应用肾上腺激素。如小剂量糖皮质激素。

7.4 性腺

睾丸和卵巢。睾丸主要分泌雄性激素、睾酮。卵巢主要分泌雌激素和孕激素及少量的睾酮。性腺的分泌主要受下丘脑－腺垂体－性腺轴的调节。大脑皮层的活动对其影响较大。

7.4.1 性的好处

性与长寿

至今尚未发现，哪个打一辈子光棍的能活过100岁。

古人云：男不能无女，女不能无男。

中国古代最有代表性人物——彭祖。最长寿的老人、中华养生文化创立者，也是中华厨界祖师爷、中华武术文化鼻祖及中国历史上最早的性学大师。彭祖房中术，彭祖是第一个发现男女性爱与人的长寿密切相关的人物，并且经过探索和总结，概括出了一整套长寿房中秘法，即彭祖长寿四术中的房中术。传说他接续地娶过一百多位妻子，最后娶那位少女为妻时他已经八百多岁（约为现代计量的120岁）。中国古代的哲人们，从彭祖开始，都是提倡要正确认识男女之事。《孟子》曰："食、色、性也"。饮食、性是人的两个基本本能。从健康长寿的角度说，性欲的正常实现，是深刻的内在能力的实现。显然，彭祖房中术是人类历史上第一个关于男女性爱与人体健康长寿关系的系统理论和经验总结。房事养生与阴阳和顺。彭祖之所以把男女房室之术作为养生长寿一大秘法，在于他把男女阴阳之气和顺合一、协调谐济作为长寿的一个重要基础。彭祖之后的《阴阳房室论》作了这样的解释：男女阴阳，一如日与月，阴与晴。宇宙乃由阴阳构成，人也一样，由男女而成。阴阳相交而化育万物，万物得以滋生，这就是道的作用……。要使房室阴阳和顺，还必须懂得如何节制和满足。《荀子正名》说：性这种事情，是自然之事。情，是性的实质体现；欲，是情的反应……。因此，即使贫贱的守门人，也不能去欲，因为他的情性是完全的。即使贵为天子，其欲也不能满足。欲望虽没有满足的时候，但可以用道来接近满足……。这里所指的道，就是彭祖的房中术。按照彭祖房中术以行男女阴阳之事，则既能使欲望得到满足，又于身体有益。

中国古代房中术追求的直接效果，可一言以蔽之：男子在性交过程中使自己保持不射精，却使女方达到性高潮。历史上最重要的房中术理论家之一孙思邈，对此有极为直截了当的论著，见《千金要方》卷二十七："夫房中术者，其道甚近，而人莫能行其法。一夜御十女，闭固而已，此房中之术毕矣。"这也是彭祖房中术的精髓。据现代医学研究其有一定片面性。

据现代性学测验结果，男子比较容易勃起达到高潮，而高潮之后，又突然成垂直线的降入无性感期。而女子则不同，女子需要较长时间的前戏，以使性欲提高，以致高潮时间来得较迟。通常都是男子先射精，而使性交草草收场。有见于此，在交合时男子应有心理准备，视对方为瓦石，不要太激动，要珍惜自己精气以免泄精太早，造成对方还达不到高潮，以致影响性交情趣。类似这种男子提早射精的问题，可说是既古老而又新鲜的问题。现代人应该仍然谨守素女经提示的原则，男女的高潮尽量相互配合。同时男人不可有只顾泄欲的心理，而忽略女子的反应。中国古代，利用针灸的原理，作为培养交合前的性感前戏动作。针灸原理，是根据十四经络脉穴路线刺激而达到预期效果。若循此系统爱抚女子，很能使女子春情勃发，提升性感，完成达到高潮目的。古人房中术的爱抚技巧，是从手指尖到肩膀，足趾尖到大腿，彼此轻轻地爱抚。脚：是先从大拇趾及第二趾开始，而后逐渐向上游移。手：则由中指开始，而及食指与无名指，三指交互摩擦。先磨擦手背，而后进入掌心，由掌心向上游移，用四指在手臂内侧专心爱抚，渐上肩膀。在手脚的爱抚动作完毕后，男人的左手就紧抱女子的背梁，右手再向女子重要的性感带爱抚，同时进行接吻。接吻也是依顺序渐进的，要先吻颈，再吻额。男人也用嘴吮吻对方的喉头、颈部和乳头，并用齿轻咬耳朵等女子的敏感带。经过上述的程序，充分爱抚女子身体的各主要部位后，再慢慢进行"九浅一深"，或"八浅二深"的交合方式，对方就得到十分快感，显现出非常满足的样子。俗云："九浅一深，右三左三，摆若鳗行，进若蛭步。"这十六字足以描绘男人在交合时应有的技巧。其最主要的目的，还是在教男人自行理智控制，尽量使女子快乐，达到高潮，而自己能避免过早泄精。现代医学根据解剖生理学原理，获悉性交前必须花相当的时间来爱抚女子性感带，获效与之相似。中国古代房中术对性生活的禁忌提得很多，总的原则是，无论男女，都不应在恶劣的气候、环境和心情下过性生活。

国外研究一小镇将近一千名男子的性生活水平，然后在接下来的十年中对他们的健康进行了跟踪。那些性生活质量高、每周有两次或以上的性高潮的男人，比那些每个月高潮不超过一次的男人寿命长百分之五十。

保持高质量性生活所带来的长寿益处之一也许就是它可以减少心脑发病的几率。研究者认为这与在高潮时释放出荷尔蒙有关。睾丸激素，这一刺激男人和女人产生性冲动的荷尔蒙，被发现同时还可以帮助降低发生心脑病的风险。性生活还可以通过燃烧脂肪帮助保持身体健康。

进行性生活也可以改善免疫机能，提高身体抵抗感染的能力。一项对大学生的研究发现，一周进行一到两次性生活的人，体内的免疫球蛋白A的数量比那些禁欲的学生高百分之三十。研究表明，除了改善身体健康状况有可能增加几年的寿命外，健康的性生活还提高了长寿的质量。也许是通过释放安多酚和其他的荷尔蒙，性生活的满足可以缓解我们紧张的情绪，让我们睡得更好。研究还发现它可以缓解慢性背痛、焦虑以及头疼等症状。良好的性体验通常让我们更加自信。

如果我们要活到一个很长的寿命，让性在百岁老人既过花花公子般的生活又像高寿隐士般地起居的相互矛盾中，持续摇摆左右逢源。

7.4.2 欣赏年轻人刺激你的感官

与年轻人接触，尤其是接触年轻姑娘或者帅哥，似乎大有裨益。

逛商场，逛街，遛公园。看看他们的青春、帅气、性感、健美，调情嘻嘻。想象他们中有你的情人或性伴侣。

即使圣徒也不是一直拒绝这些方法。中国的道教学者和圣人都极力推荐房中术。男女交合时，男方抑制其高潮，据此保存精液，积聚生命力，而这正是所有高明的道士日夜兼修的当务之急。修炼房中术绝不是要浪费精气给妇人，延年益寿当然是为了男方。若男女道士因爱慕而双修，效果自然更佳，当然就没有什么损耗了。

说到与延年益寿有关的房中嬉戏，当属《圣经》记载的大卫王的事迹。据说大卫王在年纪老迈时，觅得一名美貌女子，侍候他暖身。这可视为把生命力从一具躯体转移到另一具躯体的例证。

抽烟的也许在减少，而性生活则在上升。在当今，性几乎完全是无辜的，性所引发的唯一恐惧是因为它与性病会传播有密切的关系。事实上，这些性病尤其是爱滋病，困扰着人类，主要是因为性行为从维多利亚时代的禁锢中解放出来。性生活本身被认为有益于我们任何年龄的人的身体健康和心里平衡。如果你已年逾古稀仍想沉溺于一种"邪恶"，那么你就去过性生活而不要抽烟。

在西方文明的另一特征是，"回春节食"风行一时，一般都与节食以保持体形的风尚有关。这些在过去主要是女人的专利品，但现在情况变了。今天，依赖节食生活的男人也在日益增多，特别是官员经理们，他们最担心自己是否真正或起码外表上还年轻。他们少饮酒及其他类似兴奋剂的东西，吃的是专为减肥人士生产的食物。国外最近一项研究称：餐馆酒楼必须以对身体顶礼膜拜的新的狂热投入运作。狼吞虎咽、餐餐猛食都已成了历史。几乎所有二三星级饭店提供的都是"低卡路里"的美味佳肴……那些主顾大多是商行老板和实业家，即使在商务会餐时他们也仅饮水。这样的一种饮食取向，就在10年前也是不可想象的。

生活中的事物日新月异，吃不是唯一的。肥胖已成贫穷的标准。

7.4.3 刺激你的内分泌器官

刺激你的感官，也就间接刺激你的内分泌器官。望、抚摸、嘻嘻、甜蜜的语言或一个激情眼神都能调节你的内分泌。

前面提到的逛街、逛商店、逛公园，欣赏年轻人，观看他们谈情说爱，也是对你的有益刺激。

望梅止渴：美好的想象，激情的想象也能改善你的内分泌。

气功锻炼：意守丹田。运行任督二脉（可以想象一股热浪在小腹内旋转，然后热浪到达会阴再顺脊柱上行。）

男性按摩你的睾丸：用力要适度，以自己能耐受为度；按摩阴茎，用拇指和食指以自己耐受的力量捏压阴茎根部到龟头，来回反复捏压数十次；女性按摩三阴交（内踝尖上拇指的三横指）。男女均可做提肛动作，每天做30~60次，每次3~6秒钟。

7.4.4 合适的体育锻炼

体育运动对人内分泌系统有一定程度的影响。研究表明,长期练太极拳对老年人的内分泌功能是有影响的,增强了体质,也改善了神经内分泌的调节功能。经过长期太极拳锻炼的老年人,垂体分泌的内分泌激素有了很大程度的提高,睾酮提高到与成年组一样的水平。适量的运动可提高女性血液中的雌二醇水平,而过量的运动则可通过下丘脑－垂体－性腺轴间接地抑制卵巢产生和释放雌激素,从而降低血液中雌激素浓度,使骨代谢过程的骨吸收大于骨形成,导致骨密度下降。坚持四年以上海水游泳的绝经后女性雌激素检查结果指出,运动组血雌激素水平明显高于对照组。为了保持相应的性功能,你需要不戴墨镜的情况下保持一定时间的日光浴,以保持松果体的光调节。

7.4.5 改善你的性功能

无论出身如何,世界上最幸福者是那些相敬如宾的夫妻,世界上最不幸者是那些失恋或离婚的人群。配偶去世、离婚和夫妻分居都会引发严重的抑郁或悲伤情绪。

歌德八十高龄时仍然醉心于情爱的乐趣。雨果,其传记作者中的一位就作了以下详细的记叙:"他自1885年1月1日开始做笔记,记录了另外八次性行为,最后一次记于1885年4月5日。"几个星期后,雨果逝世了,享年83岁。

在1993年出版的《生命的春天》一书中,渥伦诺夫博士观察到,活得长久的人,普遍是那些伟大的情场老手。

7.4.5.1 借体发挥

很多的夫妻在结婚多年后发生性倦怠,"性幻想"反而是治疗的一种方式。性幻想是一种绝对的个人且私有的经验,也是一个人在少年期就可能发生,在青年期最常发生,成年期后仍持续不断的一种幻想。因此不用大惊小怪，也不是什么万恶不赦的事情。除非你愿意向别人公开或分享性幻想的内容，否则别人根本无从了解你在想什么或曾经想过什么。我们没有理由将性幻想和道德观念扯在一起。

每一个心智健全的人都会有这样那样的性幻想。性幻想对已婚妇女，特别是对于那些达到性高潮有困难的妇女来说具有特殊的益处。在现实生活中，由于体力、情绪、环境因素的制约，每次性生活的主观满足程度并不"保值"，更不见得一次比一次强。性幻想作为夫妻间的一种调味剂，远比婚外恋积极得多，恐怕是最方便的附加刺激，投资最少，风险最小。性幻想是大脑皮层活动的产物之一，提供更深层的性满足，促进性高潮的到来。对那些功能性性高潮障碍者（特别是女性患者）和对性生活感到单调乏味的夫妻来说，性幻想具有积极的治疗意义，可以使性生活更令人满意。对于在性生活方面已经很和谐的夫妇来说，性幻想便是现实世界上的一层美妙的光环，带有理想世界的色彩，会让他们的性生活好上加好。做爱时女人不愿意睁开眼看，她们宁愿闭上眼睛，在心中想象正和自己合为一体的是一个英俊潇洒的美男子。根据性学专家的调查，有相当一部分女性在性生活过程中有过类似这样的想象，并能以此增加自己的性兴奋。性幻想可以成为一种"心理春药"，因此常见于做爱时用来激发性高潮的情况。假如做爱时对性伴侣不够满意（如勉强结合的夫妻），往往通过幻想（想象与另外倾心的情人做爱）才能达到性高潮。总之，性幻想是一种普遍的心理现象，通常是有益的。一位女性承认：她每次和老公做爱时，都想象是和莱奥纳多做爱。这种想象使她异常兴奋，而老公也因为她的狂野动作而获得快乐。她觉得这没什么不好，反正她不可能真的和他发生外遇。专家说，性幻想是健康的，因为它不仅是一股很大的动力，而且在幻想中发生的事完全不必是真的。想像和熟识的朋友、向往的明星或渴望的特定职业人士做爱，这是最为普遍的性幻想；将实际生活中难以实现的性爱，在脑中私密地进行，营造出自己才能心领神会的虚拟实境，带给人现实生活中难能可贵的绝妙快感！女人常会幻想和自己崇拜、欣赏的对象做爱，甚至幻想和旧情人或现实生活中原本有机会在一起却擦肩而过的对象交欢，这些都是女性的热门性幻想。性幻想的好处：美国福克斯新闻网报道，性教育学家与医疗专家特别推崇性幻想，鼓励人们给性爱插上幻想的翅膀。性幻想男女之间的差异不大，只是男性更倾向于具体的性行为和性器官，涉及到更多视觉的内容；女性则更多涉及熟悉的伙伴、性爱中的小细节。让女性们感到兴奋的是，平时的性想象还有助于减肥。当女士们按捺不住想要吃零食时，不妨想想性爱，当脑海里充满性想象时，会使人肥胖的零食自然就被抛到脑后了。福克斯新闻网特约性学专家指出，性幻想能给人带来诸多实实在在的好处。它能使性生活更富情趣；帮助人克服性焦虑，提升性自信，并且在性爱中花样翻新、妙招频出。此外，性幻想没有成本，夫妻们可以借此唤醒沉睡的激情，帮助彼此达到高潮。幻想对象：经过调查（国外）95%以上的女人都会性幻想，并且幻想得百花齐放、百家争鸣。而性幻想的对象，明星、虚拟人物、自己的偶像、前男友都是众女性幻想的载体。2001年美国佛蒙特大学调查了一批师生，发现80%的已婚妇女会幻想老公以外的男人，而98%的男人会幻想老婆以外的女人。结婚时间长、婚后生活不愉快、有婚外情的女性会较多地出现这种性幻想，而只要是个男的就几乎都会这么想。男女的性幻想对象也不一样。女人的性幻想内容与亲密关系有关，对象多为与自己有一定关系的熟人：例如前男友、同事、朋友、网球教练；也可能日后会发生关系的人。男人则喜欢幻想不认识的人，甚至没有身份特征的对象，例如连脸蛋和身体都不清楚。男人的性幻想缺少浪漫情感，只需要幻想身体的一部分就够了。

事实上，有些人喜欢黑暗中的性爱，其原因不是害羞而是可以获得更大的性幻想空间。如果你对性幻想有严重的排斥，或是因为自己有性幻想而产生负罪感，那么要从现在起开始纠正自己的态度，因为性幻想是不可避免的，而过度排斥只会加重自己的心理负担，甚至影响正常的性生活。倒不如正确看待性幻想，从现在开始接受并享受它，从而来提高性生活的质量。

7.4.5.2 帮助增进性欲的药物

每个人在一生中性欲的需求和愿望不一样。当人衰老时，男人和女人的睾酮素都会下降，其结果导致性欲降低。身体疾病、抑郁症、与更年期有关的荷尔蒙改变以及某些药物治疗能减少性冲动。慢性疼痛也能限制性活动。因此谨慎地安排治疗疼痛的药物的服用能使性生活更快乐，更令人满意。针对此类与衰老有关的身体改变，有一些治疗是安全和有效的。并且帮助了无数的人在他们的生活中保持令人愉快的性生活。

女性性欲的增强，在更年期后，荷尔蒙的改变可能使女性的性欲降低，但是许多女性发现她们能用雌激素代替治疗来获得性欲提高，虽然还不清楚雌激素代替对性欲有无直接影响，但是它已经显示能帮助那些遭受与性生活有关的痛苦的患者。因为考虑到雌性激素药片或膏药的长期副作用，许多患者已经转为使用雌性激素乳膏。这些乳膏还能帮助减轻阴道干燥，阴道干燥经常阻碍更年期的性生活。性活动本身能增加阴道血液循环，刺激阴道润滑。

睾酮通常被认为是男性的性荷尔蒙，但是在女性体内也有少量的睾酮，主要由卵巢产生。在更年期后，睾酮会下降，它能降低性欲。虽然还没有被 FDA 批准（当时），睾酮膏药已经被发现能改善女性的低性欲，最近的一项控制研究表明，睾酮膏药能提高那些卵巢切除后的女性的性愿望和满意度。这种膏药通常贴在下腹部，并且每周更换两次。

男性性欲的增强。你可能在电视广告上看到中年夫妇在海滩上手牵手地散步，或者看到一个男人和一个女人在音乐声中放松。随着西力士（他拉那非或他地那非）和艾力达（伐地那非）的推出，万艾可（俗称：伟哥，学名：西地那非）在治疗阳萎的药物市场上不再独领风骚。临床试验的结果显示，这三种药物在有效性上都相似。西力士能持续大约三十六个小时，但是与其他持续大约四小时的药物相比，虽然时间是合适的，你却无法准备得太好。

开这些药物处方的医生应该首先检查患者是否患有高血压、糖尿病和其他疾病。这些药物一天不能超过服用一次，并且应该永远不要与硝酸甘油一起用，因为这可以致命。中药的补气壮阳填精药物亦有提高性欲作用，且副作用轻微。常用的有：人参、枸杞、黄芪、当归、紫河车、蛤蚧、肉苁蓉、淫羊藿、菟丝子、冬虫夏草、甘草等。

7.4.5.3 有利于补充性激素的食物

有利于补充雄性激素食物

含锌的食物：含锌量高的食物是牡蛎肉，其他如牛肉、牛奶、鸡肉、鸡肝、蛋黄、贝类、花生、谷类、豆类、马铃薯、蔬菜、红糖、胡桃等都含有一定量的锌。

含精氨酸的食物：富含精氨酸的食物有鳝鱼、鲇鱼、泥鳅、海参、墨鱼、章鱼、蚕蛹、鸡肉、冻豆腐、紫菜、豌豆等；

高钙食物：含钙丰富的食物有虾皮、咸蛋、蛋黄、乳制品、大豆、海带、芝麻酱等。

植物雌激素对机体具有类雌激素和抗雌激素活性的双重作用。

黄豆和豆制品中所含大量植物雌激素，并具有平衡体内雌激素的作用，在治疗和预防乳癌方面扮演重要角色。富含硒和锌的食物对平衡雌激素也有特殊功效。

通过食物也可以补充雌性激素，主要有新鲜蜂王浆，谷类、葵花籽、芝麻、洋葱、葡萄酒、花生酱等食品，也含有一定量的雌激素。核桃和松仁中含有的亚麻油，有刺激雌性激素合成的功能。红薯含有类似雌性激素的物质。

黄色的食物可以增强胃肠功能，改变寒性体质，保持女性荷尔蒙的分泌能力。

7.5 松果体

7.5.1 松果体分泌的激素之一褪黑激素

因为能使蛙的皮肤变白而由此得名。在人和哺乳动物脑内都含有松果腺。人的松果腺的重量约200mg，早期亦认为该腺体与光视觉有关。松果腺形态与功能和年龄密切相关。研究发现，人体血中褪黑素（褪黑激素）水平6岁时达到顶峰，尔后下降，45岁时仅为幼儿期的1/2，80岁时降至极低水平。随着增龄，松果腺的总体积、细胞大小和数量递减，导致褪黑激素分泌减少，且昼夜节律振幅降低。

7.5.2 生物节律调控

褪黑激素的分泌具有明显的昼夜周期，表现为白天分泌量少，而夜晚的分泌量大大增加。这种生物节律实际上是光暗的调控。环境的光刺激，传给松果腺的交感控制神经元使褪黑激素的分泌受到抑制。夜晚这种抑制被解除，从而大量分泌褪黑激素。这种光暗的生物节律调控亦为有趣的动物实验所验证。

7.5.3 生物作用

7.5.3.1 催眠作用

因为褪黑激素的分泌高潮期是在睡眠期内，故自然联想到该激素是否具有中枢抑制作用。人的自愿者实验表明，给药者的入睡时间明显缩短，睡眠质量大大改善。近期的研究还表明，该激素主要是调整入睡的时间节律,使睡眠的发生时间产生位移,而对睡眠的过程以及持续时间并无直接影响。故有效的睡眠改善包括时差综合征、睡眠时间提前或延迟综合征等生物节律性的失眠症。

褪黑素具有独特的昼夜分泌节律,其夜间的分泌峰期正处于人类的睡眠期,因而与睡眠过程密切相关,褪黑素主要表现为镇静和促进睡眠作用。

学者们对褪黑素的催眠作用纷纷进行了深入的研究。给20名年轻健康志愿者在11:45口服小剂量(0.1~0.3mg)褪黑素,1h后其血中的褪黑素浓度即可达到相当于正常人夜间褪黑素的水平。研究表明,褪黑素的服药剂量为0.1mg、0.3mg、1.0mg或10.0mg时,4个剂量均可使人体温下降,入睡潜伏期明显缩短,睡眠持续时间大幅延长。褪黑素不但影响了受试者的情绪和精力,而且疲劳感增加,很快进入困倦状态。研究表明,褪黑素在生理剂量下的催眠效果明显,而在10~80mg大剂量下的催眠效果更强。

另外有学者用腕式测眠仪测试志愿者,结果发现,受试者睡眠的潜伏时间缩短,睡眠中醒来次数明显减少,睡眠质量得到很大的改善,而且褪黑素调整了睡眠的结构,使浅睡阶段缩短,而深睡阶段却明显延长,第2天早晨唤醒阈值下降。

还有实验,在人正常生理睡眠的时候,于21:00给健康成人服用褪黑素,约1h后血药浓度达到高峰,一直持续达7~8h。到次日早晨6:00,其血药浓度回落到正常生理水平。服用者早晨易被唤醒,有效地改善了睡眠质量。

在一系列主观和客观睡眠质量的检测中,受试者比服用前心理状态明显好转,工作和生活更加协调和主动。这些资料表明,褪黑素能明显地改善睡眠,且无残余效应,不影响第2天的工作。

有人将褪黑素称为"时间生物素"。它能矫正人体紊乱的昼夜节律,使机体内部的各种节律与环境周期保持一致。因此在失眠,特别是因松果腺机能不足时的失眠，适当补充褪黑素，对觉醒 – 睡眠周期的维持及催眠有良好的效果。

上海第二军医大学长海医院的学者于2003年研究了不同剂量褪黑素对中老年失眠患者的影响。年龄36~65岁，男、女各20例，分别于睡前半小时口服褪黑素3mg、6mg、12mg或30mg，疗程12周。

结果显示，患者能够入睡，睡眠时间延长，入睡时间缩短，且剂量与疗效呈正比。该试验的剂量为3~30mg，连续服用84天，未发现肝肾损害及血常规、尿常规异常改变。表明口服褪黑素是安全有效的。

特别是老年病往往伴随着睡眠不佳，其病因和疾病类型虽然不同，但褪黑素对各种睡眠障碍均有一定的改善。像老年痴呆症用褪黑素治疗睡眠紊乱，病人睡前口服褪黑素3mg，治疗2~3天后，睡眠质量提高，觉醒次数减少，老年痴呆病人夜间不安、白天抑郁的症状明显缓解。在另一项继发性回顾性研究中，老年痴呆病人每日口服9mg褪黑素，连续22~35个月，可见睡眠质量明显改善，说明褪黑素可用于治疗老年失眠和老年痴呆病人的睡眠紊乱。

对性腺的作用

松果腺与性之间是否存在关联？通过实验发现，在摘除了小鸡的松果腺之后，它们的发育比对照组快得多，鸡冠生长亦特别大，啼鸣时间亦提前，睾丸及其他生殖器官均特别发达。同时，在雄性的猫、狗、兔等动物身上的实验结果亦类似。后来在雌性动物身上亦得到证实。这就说明摘除了松果腺就会产生性早熟。那么反过来，正常的机体在松果腺的调控下很可能就可抑制性腺的功能。但也有相反的实验结果。

近年来，人们用纯的松果腺激素 – 褪黑激素再做以上的实验，亦得到了证实。并发现褪黑激素可抑制下丘脑 – 垂体 – 性腺轴，使促性腺激素释放激素、促性腺激素、黄体生成素以及卵泡刺激素的含量均降低，并可直接作用于性腺，降低孕激素、雌激素以及雄激素的含量。

为了保持相应的性功能，你需要不戴墨镜的情况下保持一定时间的日光浴，以保持松果体的光调节。

性冲动极其复杂，不能用一种激素来解释。

7.5.3.3 清除自由基作用

前已述褪黑激素又称松果体素，是松果体分泌的一种重要激素，分泌呈昼夜节律，通过控制分泌各种激素对体内很多系统的功能产生影响来调节器官系统功能，维持内环境的稳定，被誉为人体化学生物钟。研究证明：褪黑激素能提高人体免疫功能，改善应激水平，调节血脂，降低患心脑病的危险性，缓和部分癌症（如乳腺癌）的发展进程。更重要的是褪黑激素是体内强自由基清除剂和抗氧化剂。它既有水溶性又有脂溶性的生理特性。极易透过体内各种生理屏障，渗透进入机体的任何组织和细胞的任何部位。发挥其强大的清除自由基、抗氧化的作用，保护细胞DNA、蛋白质、脂质免受自由基损害，抑制细胞凋亡。褪黑激素不但能清除自由基本身，还能清除自由基前体物质。

细胞代谢过程不断产生高度活性自由基，其数量过多，会损毁细胞膜结构，甚至诱发DNA突变，造成功能蛋白合成误差，促进核酸、蛋白质分子内和分子间发生交联反应，使细胞丧失功能，终至死亡。机体内存在对抗自由基损害的保护屏障，褪黑素即是一个强有力的自由基清除剂。在20世纪90年代，随着对维生素E和维生素C抗氧化损伤机制的深入研究，有人亦研究了褪黑激素对氧化损伤的作用。结果惊奇地发现该激素由于高脂溶性可进入细胞对抗氧自由基以及过氧化脂质，其作用相当于谷胱甘肽的5倍，维生素E的3倍，因此褪黑激素被认为是迄今为止人类所发现的较强的抗氧化药物。褪黑激素可使氧自由基对细胞DNA的损伤作用大大降低。

随着年龄增长，其分泌递减，导致机体抗氧化能力减弱，不能有效抵御自由基侵害，细胞受损，诱发相关器官退行性病变。有人将褪黑激素应用于果蝇，其寿命明显延长。若将衰老与年轻鼠的松果腺交换移植后，衰老鼠的寿命延长30%。

褪黑素是非极性分子，在组织细胞间扩散能力强，能通过各种生理屏障达到细胞内一切分子结构。实验证明褪黑素可直接清除自由基。此外，褪黑激素还可提高细胞内抗氧化酶的活性，并抑制使机体产生氧化损伤的前氧化酶—氧化氮合成酶（NOS）的活性，间接清除自由基。

7.5.3.4 对免疫系统的影响及抗肿瘤

机体衰老时，免疫系统表现为胸腺萎缩，胸腺素和T淋巴细胞数减少，B淋巴细胞释放的免疫球蛋白含量的分散度扩大，造成免疫功能稳定性降低，易引发自身免疫性疾病、恶性肿瘤等。实验表明，褪黑激素不但可增强先天性免疫力，亦可增强获得性免疫力；不但可加强细胞免疫，亦可加强体液免疫。近来，已在各类免疫细胞，如胸腺细胞、脾脏细胞以及淋巴细胞，发现了褪黑激素的特异性受体，使机体免疫应答反应增强。最近亦发现褪黑激素可对抗某些肿瘤。

褪黑激素具有维护乃至增强生物体免疫系统的功能而对抗衰老。

7.5.3.5 生物界的褪黑素

褪黑素在自然界分布极为广泛。以前褪黑激素被认为是脊椎动物（哺乳类、鸟类、两栖类、爬行类和鱼类等）松果腺的专属物质，随着生命科学的发展，对生物活性物质研究的深入，褪黑激素在松果腺以外的组织，如视网膜、胃肠道、唾液腺、血小板和哈德氏腺等部位也被发现。除此之外，褪黑激素还广泛存在于无脊椎动物昆虫（如果蝇、蟑螂、蝗虫）、甲壳类（对虾、蟹）、软体类（乌贼）、扁形类（涡虫）、腔肠类（海紫罗兰）等多种动物体内。最近，如玉米、百合、苹果和萝卜等高等植物，低等藻类（如多边膝沟藻）乃至没有完整细胞结构的原核生物如长赤菌的体内，也检测到褪黑激素。

褪黑激素在大多数物种体内存在，说明了物种起源的一致性，它们很可能是由一个共同的祖先演化而来。在漫长生物进化过程中，褪黑激素适应生命活动的需要，经过自然选择而保存下来。因此它是一种进化保留分子。在种系发育过程中，褪黑激素适应自然环境光—暗周期的变化，调节生物体各种节律与之保持同步，在抵御环境不良刺激等方面起着不可替代的作用。在个体发育过程中，褪黑激素起着测时、机能调节和机体防御等功能。

进化到高等动物，松果腺具有高位调节作用，不仅调节着神经内分泌活动和抵抗应激性刺激，而且影响着体内多个器官系统的功能，起到整合作用，使生物在地球上得以生息和繁衍。

20世纪90年代，激素疗法被广泛用于老年功能衰退综合症。包括褪黑激素、人类生长激素、性激素、脱氢表雄甾酮等，以褪黑激素应用最广泛。

自1993年美国食品药品监督管理局（FDA）批准褪黑素作为健康食品上市，服用褪黑素胶囊或片剂的人群数以亿计，超过以往任何一种药物和保键品。20世纪90年代中期褪黑素作为保健食品在我国上市，火暴异常。大量实验证明，褪黑素在药理剂量下（每人每天傍晚服用1~5mg），具有较好的促进睡眠作用并对许多相关症状也有改善功效，经数年长期服用未见中毒的报告。对睡眠有确切的调节作用且安全无毒，这可能是褪黑素经久不衰的主要原因。

故该激素已作为保健药物和食品添加剂，尚未发现任何不良反应。

7.6 胸腺

胸腺，位于胸腔前纵隔，出生时新生儿胸腺约重10~15克，是一生中重量相对最大的时期。随年龄增长,胸腺继续发育,到青春期约30~40克。此后胸腺逐渐退化,淋巴细胞减少,脂肪组织增多,至老年仅15克。其功能与免疫紧密相关,分泌胸腺激素及激素类物质,具内分泌机能的器官。是人体免疫特别是细胞免疫的重要器官。

主要功能:连续诱导T淋巴细胞分化成为近于成熟的T淋巴细胞。这些细胞再迁移到周围淋巴结的弥散淋巴组织中,此处称为胸腺依赖区。整个淋巴器官的发育和机体免疫力都必需有T淋巴细胞,胸腺为周围淋巴器官正常发育和机体免疫所必需。当T淋巴细胞充分发育,迁移到周围淋巴器官后,胸腺重要性逐渐减低。胸腺是人体最早开始衰老的器官。其产生和分泌胸腺素和激素类物质,其中研究最多的是胸腺素。

胸腺分泌胸腺肽(又名胸腺素)是胸腺组织分泌的具有生理活性的一组多肽。其生理功能为:1连续诱导T细胞分化、发育的各个阶段。2维持机体免疫平衡状态增强T细胞对抗原的反应。3从而提高机体抵抗疾病的能力。该品为免疫调节药,具有调节和增强人体细胞免疫功能的作用。适应症:某些自身免疫性疾病(如类风湿性关节炎、系统性红斑狼疮等);各种细胞免疫功能低下的疾病;肿瘤的辅助治疗。

必要时可在医生指导下应用胸腺肽,每周应用二次即可,以调节自己的免疫能力,预防或治疗相关性疾病。结合第六章。

8. 创造良好的生存环境

衰老原因分为两大类：第一是遗传基因，它是内因；第二是基因以外的能够引起基因突变和代谢异常的多种因素。从生理到心理，从社会到自然环境因素，这些都是外因。而衰老进程是内、外因素相互作用的结果。

既然遗传基因决定人的衰老和自然寿命，为什么绝大多数人活不到遗传因素允许的天年呢？因为许多内、外因素损害了基因的结构或干扰了基因的正常表达。同卵生子出生时基因表达谱几乎无差异，50岁时1/3的基因表达出现差异，可见环境影响的重要性。

创造良好的生存环境，离不开人们厉行节约，不抑制人们不断膨胀的物质欲望，环境不能承担是早晚的事。

8.1 精神因素

人的精神反应如情绪、心境、意志、思维、智力是由神经系统支配的。大脑是神经中枢，各种外界刺激和压力，都会反映到中枢神经系统上来。当中枢神经受到强烈刺激，特别是精神创伤时，会使大脑皮层的兴奋/抑制失衡，而大脑皮层的功能状态对人体各器官的生理及病理过程起决定作用。当人的大脑反复受到恶性刺激会产生应激反应，此时血液中肾上腺激素含量上升，是人体正常的自我保护反应。如果应激反应持续时间长，激素过多则会麻痹免疫系统，使抵抗力下降，各系统器官的代谢失常，人就会生病早衰。精神健康和心理平衡的人，神经内分泌正常，而且大脑中会制造出"脑内吗啡"，包括20种使人愉快的小分子多肽，它的作用是镇痛、扩张血管、血流通畅、提高免疫力，并可以延缓衰老。精神病专家曾经对 200 多人长达 40 年跟踪调查，结果是精神舒畅者衰老推迟，而长期受到压力大的人明显早衰，而且患心脏病、高血压和癌症者多。

心里因素对人体的致衰作用是人类独有的，诸如社会角色的转变，事业受挫、高度紧张、不受重视和尊重、孤独无援、子女不孝、精神打击、生活困难等。这些致衰因素不仅直接导致了人们的心理衰老，而且也加速了躯体的衰老。各种社会因素（制度、职业、宗教、意识形态、经济、人际和家庭关系等）都会影响人的精神状态及心理平衡，如处理不当，会影响健康长寿和促进衰老。

人是社会性的，七情六欲也是人独有的，建立良好的同事关系，为自己的工作建立良好环境是必要的。同事可能来自五湖四海，由于家庭、学历、经历、生长环境、生长地域、个人信仰、个人追求等不同，而形成千差万别的性格，各式各样的脾气。处事问道各异，只要你心胸足够宽阔，容天下可容之事，就可以建立良好的同事关系，为自己建立一个良好的工作环境。即使偶尔有一时的不快，也会很快主动调整过来。始终保持自己的良好精神状态。因为人的一生中需工作几十年，其中近三分之一时间要给同事打交道，其实同事也是一种缘分。

慢性心里应激和端粒长度的缩短有着密切的关系。慢性心理应激通过引起端粒的缩短，抑制端粒酶活性引起衰老。国外对 39 名年纪在 20~50 岁之间的女性进行了研究，她们的孩子都患严重的慢性病，比如大脑性麻痹，经检测她们有着较高的焦虑和抑郁水平。有人将她们与同一年龄组但孩子都健康的另外 19 名母亲进行了比较。母亲照顾患病小孩的时间越长，她的外周血单核细胞的端粒就越短，而且她所面临的氧化应激就越大。与感觉应激最小的妇女相比，两组女性中自称心理应激最大的人，其端粒的长度与年长她们 10 岁的人相当。其中 14 位精神压力较大的母亲，染色体端粒平均长度比普通人少了 550 个单位。一般来说成年人染色体的端粒每年减少 31~63

个单位，据此估算，应激较大的人比普通人早衰 9~17 年。心理应激可以诱发体内产生大量的自由基，并直接对机体的各个器官组织产生影响，而且心理应激源的活化时间越长，各组织受到的损伤就越明显，短期的心理应激脑、肝、肺、心、肾组织一般都可以通过防御酶超氧化物歧化酶、过氧化氢酶等来清除自由基，但随着应激时间的增加酶防御系统的作用也会随之而下降。国内研究表明长期心理应激后大鼠主要脏器超氧化物歧化酶活性显著降低，而丙二醛（MDA）这种氧化反应的标志物的含量则明显上升，对组织起保护作用的防御酶过氧化氢酶和超氧化物歧化酶不足以抵抗氧化应激的损伤。

氧化应激是绝大多数细胞株端粒缩短的原因。由氧化应激引起的端粒缩短，从而导致衰老进程的发生，这一理论已为越来越多的实验所证实。

8.2 环境因素

自然界的阳光、温度、湿度、空气对人类生活影响极大。二氧化碳、微生物以及辐射都会影响衰老。环境污染危害极大，破坏 DNA 的结构，且基因受损后难以修复。还有居住环境也直接影响健康。近年来室内装修造成对健康的危害应引起重视。长期无保护接触有毒有害物质易得恶性肿瘤或血液病，而危及生命。

8.2.1 生存环境中不良理化因素对机体衰老的影响

目前，对工作环境中不良的物理化学因素影响衰老的系统研究还较少。比较明确对衰老有影响的物理因素主要有高温、电离辐射和紫外线，长期工作在高温的微小气候条件下，工人的心血管和体温调节功能降低，免疫功能抑制，机体衰老速度加快。因此，有人建议年龄过 40 岁以上者不宜从事与高温有关的职业。长期从事放射医学工作者的 T 淋巴细胞明显减少，其程度与每年接触放射剂量、接触年限和年龄有关。免疫功能的降低，导致对环境危险因素的抵抗力下降，加快机体衰老。紫外线主要影响皮肤衰老，通过"光老化"作用降低皮肤角原细胞的增殖更新能力，使真皮弹力纤维变性等，促进皮肤的衰老。有研究表明，人体的老化外貌90%是由于紫外线的"光老化"作用造成。此外，寒冷的作业环境，可额外加重机体的工作负荷和热量消耗，当超过一定限度时，降低机体抵抗力，对健康产生不良影响。

对某些化工厂的工人研究表明，体液和细胞调节的免疫功能明显降低，降低程度仅与参加工作的年限密切相关。职业性接触农药的喷洒工，外周血淋巴细胞的染色体断裂发生率明显增高；长期接触有机溶剂、重金属（铅、汞、锰）可影响记忆能力及其它一些神经行为功能；矽尘、高氟接触者，其寿命均可受到不同程度的影响。可以说，所有对机体有害的化学物都可加快机体的衰老过程。

8.2.2 职业因素影响机体衰老的机理探讨

随着年龄的增长，机体的各种功能减退，对工作的适应能力逐渐下降，当达到不能适应工作要求的状态时，若不及时采取有效措施进行调整，必然对机体造成损害，加速机体的衰老进程。

长期接触职业性有害因素，对机体产生的器质性损害不断积累，导致机体各种功能，如神经、免疫、心血管功能的失调，造成早衰、矽肺，长期接触甲醛、苯等可致恶性肿瘤。从事接触这些物质的工作，若不加强防护，累加工资不抵药费。

物理、化学和生物学致癌因素。见有关章节。

年老时，机体对毒物的代谢动力学发生改变，同时机体的耐受力下降，会增加对有害因素，特别是化学毒物的易感性，从而进一步加快衰老过程。

"加龄作用"是指长期低剂量接触某种化合物，初期很长一段时期内可无不良反应，但到一定年龄时突然显示其毒性作用，过早诱发机体出现"老年性疾病"。有人称之为化学物定时炸弹效应。

加强职业防护至关重要，不要等到不能治疗了再想起来，你拿的工资累计可能是你药费的零头。

8.2.3 美化自己的居室空间

许多人明白，要保护我们这个星球上的雨林、海洋、水资源、野生动物以及其他的自然资源，特别是在越来越多的国家向工业化发展的时候。几乎百分之八十的美国人住在城市里，那里的公园和绿化带都是受人们欢迎的休闲好去处。在都市的环境中，这些绿色的公共绿化带都是有利于延长人们的寿命。日本科学家们发现，那些可以在家或公寓附近，公园周边以及绿树成荫的街道上散步的东京老年居民的寿命延长了五年之多。

我们保护能源、维护绿色的环境、循环再用以及避免浪费可以帮助我们对自己和我们的环境保持良好的感觉。树木、植物，还有鲜花，不管是在室内还是室外，都会提升我们精神和身体上的舒适度。风景通常也会成为人们注意力的焦点，为环境增添了生机。

环保学家们利用自然循环，将从循环中产生的废弃物派作其他用途。厨房和浴室里的废水可以用在院子里，而厨房和花园里的废料也可以用作混合肥料。可食用植物的种植是另一个选择——一个种满蔬菜或药草的花园令人赏心悦目，同时还可以在你需要时派上用场。

保护资源并创造出宜人、干净和无压力的环境，可以帮我们实现自己高品质长寿的目标。在我们设计、建造和维护家庭的方式上作一些细小的改变可以为我们节省金钱和精力，还可以让我们改善健康、提高满意度。例如，科技的进步让依靠太阳能电池板来利用太阳能变得更有效且更便宜。无毒家庭用漆和用于地板及家具的自然蜡和油的普及可以使我们的家安全无毒。安装小水流的水龙头和双按钮的马桶可以节水。购买高效节能产品的家用电器可以最大程度降低能源的消耗。最后，在雨水少的地区，你可能要考虑采用自然抗旱植物来装饰你的空间了。

在你目前居住条件下改变你的居住环境，其实花不了多少钱，你只要用心把一些绿色植物占用一点空间你就会改变你的生存空间的。

8.2.4 呼吸的空气对你至关重要

污染的空气给人们的健康带来很多危险，它恶化了原先就存在的肺部问题，例如哮喘，还会升高血压。很明显，烟雾弥漫的空气导致城市里的死亡率上升，并且最近的研究也发现，在人们年轻的时候长期接触烟尘可能会缩短寿命。

在交通堵塞时暴露于有毒的空气中会让患心脏病的风险提高近三倍。但也有好消息：当城市成功地降低污染程度后，心血管疾病的发病率有所下降。

选择空气清新的环境居住是一个不错的选择，减少自己的居室污染也必须注意，不要一味追求新的家俱，新的装饰，不停地污染自己的居住环境，从而危及自己的健康。也可以在自己家里种植一些绿色植物，以纠正部分生态，有利于健康。

吸烟的害处不言自明了。厨房一定要装有力的抽油烟机，且做菜时一定要开启，一定同时打开窗子进风，否则再好的抽油烟机也不会有理想的排油烟作用。

尽量减少有毒有害物质接触，不得已时加强防范。不要以为当时没有感觉而忽视防备，待造成损害后悔莫及，不是药物、金钱能补偿的。

必要时可以安装空气净化设备。

8.3 注意饮食清洁

饮食清洁的重要性,也是不言而喻的。在有选择的情况下,尽量饮用洁净水,不能选择时也应尽量净化;食物方面选择的余地更大,接触的机会更多,不好一一细说。可参考第十一章。

9. 让自己的血管保持通畅

9.1 正常的微循环是健康长寿的保障

人体要正常生长、正常活动,就必需有正常的微循环。以动脉系统的末梢端(微动脉)和静脉系统的起始端(微静脉),加上两者之间的所构成的网状毛细血管结构,其中有微血流,称为血液微循环。

除头发、指(趾)甲、软骨、角膜等组织,全身躯体组织及内脏器官均有微循环的存在。血液微循环的血管很细,其直径约为一根头发的1/20;其血管壁厚度约为一张纸的1%,毛细血管内壁只有一层内皮细胞,允许小分子物质自由进出;其血管总长度达96558km;而毛细血管交织成网,全身毛细血管的总面积为6300m2(体表1.8m2计算),有足够的场地和广阔的面积来实现细胞代谢所必需的物质交换,能量及信息的传输,担负着血液流通、血液分配和组织的灌注。微循环的血流缓慢,这就保证了血液中浓度较高的氧气和营养物质从毛细血管透出,输送到周围的组织、细胞;而组织、细胞代谢所产生对人体有害的产物,如二氧化碳、肌酸、乳酸和其它废物又被血液带走,集中起来,由身体的排泄器官排出体外。因此,微循环是人体新陈代谢的场所,是维持人体内环境稳定的保证,亦是人体生命活动最基本的单位。

微循环的功能可以概括为,它是循环系统中心环节,它既是血液循环的重要通路,又是脏器、组织、细胞进行物质交换的场所。微血管有自律运动,起到第二心脏的作用,给毛细血管网充分的灌注,控制着血流和血压。这是因为微动脉、毛细血管、微静脉存在一定的压力差,从而保证了充分的不间断的血液流动。由于它具有自己独特的结构与功能,因此,可以说它是机体许多器官中独立的一个器官单位。

在临床实践中发现,一般来说,微循环障碍明显时,衰老的过程容易进展;反之,通过治疗微循环障碍恢复正常微循环时,对机体抗衰老有益。由此说明微循环障碍与衰老之间存在一定的因果关系,微循环障碍在促进器官、组织和整体衰老中起重要作用。

人体的器官组织都必需有一个正常健康的微循环,否则就会出现相应器官的病变。就微循环本身而言,细而长的血管,若不预防保健,则容易发生故障;血管壁菲薄,若发生微循环障碍,微血流中的水份或有形物质易注入组织间隙而出现水肿,微循环周围的感觉神经末梢亦可感知,而发生局部酸痛、麻木、发冷、苍白等;血流缓慢极易发生血液淤滞,如肿瘤、炎症、休克、烧伤等均有微循环障碍,并有瘀血、水肿等一系列病理变化。所以,微循环障碍是很多疾病发病的一个中间环节,应用改善微循环障碍的疗法,则有助于防老抗衰。首先应避免情绪上的"应激"状态,凡事不必过分地喜怒哀乐,以保持内环境的稳定;适当的体育锻炼,以保持体内交感神经系统与迷走神经系统之间的平衡,有利微循环的正常舒缩功能与微血流的畅通。

关于衰老的学说较多,但人们认同的一点是,人体组织细胞衰老是人机体失去生命力和死亡过程加快的关键因素,而组织细胞的衰老又与微循环障碍有关。尤其是血管内皮细胞的凋亡、血管内细胞的聚集和血糖、血脂等因素参与,血液流通不畅发生微循环障碍,在微循环障碍的影响下,血管内皮细胞的再生受到抑制,血液的供氧和营养物质与组织细胞的交换受到影响,加剧了器官和组织的衰老。如此恶性循环,使器官和组织发生病理性改变,又加剧了机体的衰老,直接影响和缩短了人的寿命过程。

人体的大血管犹如奔腾的江河,微循环(含血液微循环、淋巴微循环、组织导管)好像通往块块秧田的灌溉渠道。灌溉渠道一旦受阻,秧田就势必枯死或烂秧。人的器官早衰亦与此同理。所以说,微循环障碍是导致衰老的原因之一,良好的微循环功能是长寿各因素中的基本生理条件。

人体内的多数细胞或器官就像是胎儿,给其供应营养的血管就像脐带,若想要发育正常就必须脐带供血良好,若扎死脐带,无论"妈妈"怎么吃,营养多么好,胎儿都不会生存和发育的,只有死亡一条。

9.2 微循环障碍是疾病发生的中间环节

微循环的血管和血流形态异常与功能紊乱称为微循环障碍。微循环障碍就会导致新陈代谢紊乱,必然会使物质交换障碍、能量传递紊乱和信息传递不畅,从而引起细胞、组织,直至脏器的功能、代谢和结构发生病变,导致疾病的发生。反之,疾病或器官组织的病理改变,亦常有局部或全身的微循环异常。微循环障碍可导致组织的血液营养性灌流明显减少,引起一系列缺血、缺氧性病变,严重时甚至造成脏器功能不全或衰竭。

9.2.1 衰老时微血管退行性变

衰老时微血管与其他组织一样,会出现退行性变,主要表现为毛细血管、微静脉,甚至微动脉出现明显的迂曲、扭绞,伴有动脉硬化和高血压的老年病人中,此种变化尤为突出。在对老年人作眼球结膜循环活体显微镜观察时,常可见到毛细血管重度的弯曲和打结,甲襞微循环中除有畸形管襻比例明显增加外,还可见到毛细血管输入枝口径缩小,输出枝口径扩大,管襻伸长。严重高血脂老年患者作甲襞微循环观察,常见输出枝驰张延长。推断出现这种情况的原因应是持续长时间血液中过多有机物存在引起的，由于吃进的东西超过机体需要量，吸收后得不到及时消耗停留淤积于微循环所致。

9.2.2 衰老时微血管壁损害

机体在衰老的过程中，可出现微血管壁的损伤。这些损伤发生在微血管壁腔面的内皮细胞，最早出现的反应是血管内皮细胞肿胀和分离，严重时呈"疱疹"样突起，甚至发生内皮细胞坏死、脱落，内皮细胞下的基膜、胶原纤维的暴露。

微血管的损伤亦表现为基底膜的增厚，这是由于老化过程中局部胶原增生，血清蛋白和淀粉样蛋白在毛细血管上沉积，使毛细血管壁基底膜增厚，从而减少了组织的营养和氧的供应，使代谢产物如二氧化碳和乳酸等在局部堆积，影响微血管周围细胞的功能与代谢。

微血管壁发生严重病变时，微血管壁的完整性及伸展性受到严重破坏，以致造成微血管延长、弯曲、局部扩张。在球结膜微循环活体观察时，常见到三角形或菱形的毛细血管局部膨大，称为微血管瘤。这些病变又可进一步加重血流缓慢、瘀滞，从而在微血管（以微静脉多见）的局部膨大，形成无数的微小血池，这里最容易产生血小板、白细胞或者红细胞的聚集，从而加重微血流的"淤泥化"，促成局部或全身的血管内凝血。这种变化在老年人患有动脉硬化、糖尿病时最为多见。若在健康青年人中见到有较多的微血管瘤时，经追踪观察发现，这些青年人常有心血管疾病的阳性家族史。目前虽然他们健康，但随着年龄的增大，则有心血管疾病的易发倾向。推断出现这种情况的原因，也应是持续长时间血液中过多有机物存在引起的。由于吃进的东西超过机体需要量，吸收后得不到及时消耗停留淤积于微循环所致。改变上述不利也应遵守：体内有机物都是可以燃烧的。见相关章节。

9.2.3 衰老时红细胞的聚集

正常时红细胞都是均匀地混悬于血浆之中，这是因为红细胞表面及血管内皮表面均带负电荷，因此，在红细胞之间以及红细胞与毛细血管内皮细胞之间，由于电荷的相互排斥，而使红细胞维持均匀的混悬状态。衰老过程中，微血流中红细胞表面电荷减少，或因异常蛋白基团的形成，遮盖了红细胞膜表面的带电基团，从而容易引起红细胞的聚集。红细胞聚集和红细胞变形能力降低是导致红细胞流态异常的主要原因。

微循环障碍时微血流速度常缓慢或停滞，引起微血管管壁损伤、组织灌流不足和酸中毒。继续发展和加重时可由于红细胞膜破坏而出现血液"淤泥化"，红细胞聚集造成该微血流供应周围的组织细胞缺氧加剧，聚集团块阻塞细小的毛细血管分枝，引起相应区域微循环的无灌流状态。

衰老时红细胞的变形性降低

衰老过程中红细胞膜蛋白容易发生变性，红细胞膜功能的障碍，使红细胞变形能力明显降低。继而阻塞微血管，影响代谢活动。

老年人还易发生白细胞的粘附、嵌塞，血小板的粘附、聚集。因此，老化过程中容易产生血栓形成。在活体微循环检查时，在微静脉等处有时可见到紧贴微血管壁缓慢翻滚而过的白色微小血栓，这种血栓是以血小板聚集为基础的，其中还包含白细胞。血栓形成则容易发生组织器官的缺血性损伤，此种变化在有心肾功能退行性变化或轻度功能障碍时，表现得尤为明显。

9.2.4 细胞衰老与血管老化的关系

近年，以衰老血管细胞做为衰老模型研究了与血管老化有关的重要分子信号通路，也验证了血管细胞衰老与增龄相关的血管性疾病有关联的假设。不断积累的证据已证实，与年龄相关的血管老化通常出现在动脉粥样硬化（AS）血管疾病之前，并提示血管老化是AS形成的关键环节。因此，研究细胞衰老和血管老化的关系，从而积极防治与增龄相关的各种血管性疾病，延缓衰老，具有非常重要的意义。

血管细胞衰老导致与老化有关的血管功能失调，血管系统中与年龄相关的改变包括顺应性降低和炎症增加，这些改变提示随增龄老年人AS病变有不断增长的危险倾向，推断出现这种情况的原因，也应是持续长时间血液中过多有机物存在引起的，由于吃进的东西超过机体需要量吸收后得不到及时消耗停留淤积于血管所致。预防和改善血管功能也应遵守：体内有机物都是可以燃烧的。见相关章节。

9.2.5 氧化应激、线粒体和DNA损伤在血管细胞衰老中的作用

氧化应激在人体老化与细胞衰老中都起作用。由化学氧化引起的慢性氧化应激可导致端粒缩短，加速衰老的发生。并可加速人血管内皮细胞与衰老有关的死亡。

大多数氧自由基由线粒体产生。研究证明随着衰老，线粒体的完整性下降，提示在细胞衰老中线粒体功能失调的重要性。由线粒体功能失调引起的氧自由基增加导致端粒缩短，加速了衰老发生。由此可见改善线粒体功能非常重要，如何改善线粒体功能见相关章节。像《如何降低人体的新陈代谢》、《体内有机物都是可以燃烧的》等章节。

活性氧产生后可与一氧化氮（NO）迅速结合生成过氧化亚硝酸盐，即降低了一氧化氮的生物活性，又增加了血管的氧化应激。超氧化物通过超氧化物歧化酶的歧化作用，生成过多的过氧化氢（H_2O_2），可刺激平滑肌细胞增生，启动内皮细胞的促凋亡信号。另外活性氧

直接引起胶原与弹性蛋白的氧化，黏多糖的氧化降解、血清及血管壁成分的过氧化损伤，导致血管壁的增厚硬化。

人体衰老及多种衰老性疾病，一方面与人体血液内血栓素和前列腺素含量的比值增加过多有关，另一方面与血糖、血脂以及血液中的异物如血管内壁脱落的上皮细胞等有关。其可增高血液黏稠度，使循环系统对微血管调节功能发生障碍，不能为组织细胞提供充分的氧和营养物质，也不能及时清除细胞代谢的有毒物质，更使损伤的细胞难以得到及时的修复，从而加速细胞的衰老。由于大量细胞的衰老和死亡，加上细胞的再生又受到微循环障碍的影响，由此加剧了器官和组织的衰老。人体内重要脏器，如脑、心、肝、肺、肾等的功能下降，发生障碍和老化，必然导致体内环境的失衡。如此恶性循环，使各器官和组织发生病变，加剧了整个机体的衰老进程，直接影响和缩短了人的寿命。根据这一点，科学家们提出，任何可改善微循环的措施都有助于延缓组织细胞的衰老进程，从而延长人的寿命。可以采取的措施是综合性的。一方面可依靠医学手段改变人体微循环和血液流变来改善人体的机能状态；另一方面，亦可在医生指导下服用些有活血化瘀、抗血小板聚集作用的药物，或是根据情况采用血液稀释、抗凝、溶栓等措施，以改善微循环，提高组织细胞的活力。但更为重要的是，作为个人应加强自我保健，从改变不良的生活习惯入手，减少损伤血管的物质产生，像自由基、高血脂、高血糖、高血压，注意保护自己的血液，保护自己的血管免受淤积、损伤。改善微循环系统功能。见相关章节。

经常吃含纤维素多的食物，可以降低血中胆固醇的含量，促进排便和减少各种毒素进入血液。少量饮酒也有助于扩张血管，活血化瘀，促进血液循环。适量饮红葡萄酒对预防血液循环系统疾病有益。适量运动能改变血液化学成分，有利于防止动脉血管硬化。

研究表明高脂血症可导致血管内皮功能障碍，而内皮功能障碍又与动脉粥样硬化的形成、发展密切相关。

自由基是导致器官损伤的重要原因之一，血管的损伤亦不例外，减少其产生和产生的数量以及加速其清除是至关重要的。如何减少自由基产生请参考有关章节。像《如何降低人体的新陈代谢》、《体内有机物都是可以燃烧的》等章节。

9.2.6 暴饮暴食对血管的损伤

美国医学博士迈耶·弗里德曼于1965年如是说："只要享用一次动物或植物脂肪含量高的大餐，就不仅可能导致血液沉积，而且在一天的大部分时间内毛细血管都会堵塞。如果一顿接一顿吃大鱼大肉，后果更是触目惊心。发现在心脏病研究领域内，还没有一种现象遭到如此广泛地忽视。不久，我们就会为这种不可饶恕的疏忽而后悔不已"。

对于一定数量的饮食胆固醇（生吃尤其如此），只要肝最终可以重组或处理它们，身体就不会受到损害。如果胆固醇值增高，且肝无法处理，它们就会进入全身组织。倘若胆固醇值进一步增高，它们就会结晶，并形成皮肤斑，胆固醇甚至还会在眼组织内结晶，在虹膜周围形成小白环，医学称之为老人弓。

美国克利夫兰诊所对723位观察对象研究结果表明：胆固醇值为200mg/ml以下，严重动脉堵塞的发生率仅为20%；225~250之间，发生率为48%；300mg/ml发生率为80%；350mg/ml发生率为91%。如前所述，加利福尼亚州普里蒂金长寿中心推荐饮食，每天包含10%以下的某类脂肪、100毫克以下的胆固醇。对晚期动脉硬化病患者来说，长寿中心主张采用严格饮食——消退式饮食，以确保动脉粥样硬化症的治疗效果，这类饮食胆固醇摄入量仅为5毫克。提倡排除动物性脂肪（除鲑鱼外）、糖、白面粉和所有被加工处理过的食物，提倡蔬菜水果和全谷类饮食以及运动。消退式饮食疗效显著，若再坚持身体锻炼，保证进食热量入不敷出，则疗效就会特别明显；经过一段时间后，随着身体不断地消耗多余储备物质，血胆固醇值最终会降低到 100~200 毫克。普里蒂金在采用饮食治疗自己的心血管疾病时，血胆固醇值就降低，消退式饮食四周可使胆固醇下降 29%。比目前所有调脂药物副作用都小效果都好，最经济。

9.2.7 动脉寿命有多长，人的寿命有多长。

——托马斯·西德纳姆（ThomasSydenham），17 世纪医生

人的寿命有多长，动脉寿命有多长。

——罗伯特·贝尔（RobertBell）医学博士，19 世纪医生

"动脉寿命有多长，人的寿命有多长"，这是一个真理；同样，"血液有多健康，人的身体有多健康"，也是一个真理。血液号称"生命之河"，河水的纯洁度决定了，也可以说几乎完全决定了一个人的健康，包括心理健康和生理健康。

血管。身体各部位缺氧的主要原因在于心血管系统受损。简言之，损害心血管系统的因素很多，有时一种因素就可能造成损害，有时是多种因素共同作用的结果：高血脂造成了红细胞聚集（结块），后果是：从肺里获取的氧气量减少；血粘度增高循环速度降低；红细胞缓慢或无法进入毛细血管。从而导致组织缺氧发生功能障碍，甚至坏死。如果重要器官的动脉发生堵塞，立即危及生命，像急性心肌梗死、肺栓塞等。慢性肾血管损伤，也能致肾功能衰竭而致命。

9.3 心血管

健康长寿依赖于有效的心血管系统，它必须具有如下要素：

强健的心脏；

清洁、自由流动的血液；

清洁、柔韧的、通畅的血管。

9.3.1 心脏

心脏由神经系统自主协调肌肉的收缩来泵血。中枢神经系统支配心脏神经系统。中枢神经系统不仅控制心率，而且控制搏出量。中枢神经系统通过调节搏出量来满足身体需要。饭后，心脏需要为消化器官供给大量血液来帮助消化。心理活动或应激的需血量也很大。

尽管心脏连续不停地工作，但这并不会造成损伤，只要给心脏供血的动脉继续供给充足血液，它就会任劳任怨、全力以赴地工作。

9.3.2 血液条件

影响心血管系统效能的第二个因素是血液条件。粘度是指液体粘稠的程度。健康血液粘度低，可以很好地自由流动。

下述因素会影响血液环境：

在血流循环过程中，过量的胆固醇和脂肪，以及各类主要源自错误饮食的废物，逐渐沉淀于动脉壁之上。脂肪引起红细胞聚积或凝集，使其携氧能力大大降低。红细胞凝集的结果是血粘度升高，血液变浓，血流缓慢。这经常会让人在饱餐后昏昏欲睡，或者，很可能会引起心绞痛或心脏病发作，甚者猝死。过寿或喜庆之事，亲朋好友欢聚一堂，大吃大喝之后猝死者，大多由此。这也许是乐极生悲的辞源。

酒类也会引起红细胞凝集，某些失去活动能力的酶也会影响血液向细胞的供氧量。八小时睡眠后，若紧接着"饱餐一顿"，不仅心脏负荷增加，而且心率每分钟增加20次以上。酒会增高血甘油三酯，摧毁有价值的营养物质，剥夺酶的活动能力。

低血糖症——血糖过低。主要原因在于摄入过量蛋白和精制碳水化合物（如糖、甜食和软饮料等），从而导致了慢性疲劳。

吸烟。除了损害肺和神经系统外，吸烟的最大危害来自一氧化碳，这是一种有毒气体，易为红细胞吸收，进而取代血流中的氧气。

美国佛罗里达州的埃里奥特博士指出：吸烟可引起血液携氧量减少20%。吸烟会摧毁维生素C，影响氧气的输送量。尼古丁影响神经系统，进而会引起游离脂肪酸释入血液；与此同时，它会引起动脉收缩、心率加速。可以说，尼古丁具有与应激相似的效果。身体储备的大量红细胞进入血液去取代中毒的红细胞，而这又会进一步增高血粘度。吸烟的另一危害，就是它的致癌性，吸烟的人肺癌的发病率要高的多。

应激。在日常活动中，适当程度的应激属于正常现象。面临应激时，血压会升高，血液中一些激素和脂肪酸的数量会增多，以便事先采取应对行动。如果血流已经稠密和混浊，那么，血粘度就会进一步增高，在这种情况下，即使十分正常的应激，也会产生危险的后果。

甲状腺缺乏症。碘或维生素B1缺乏（糖会耗尽维生B1），往往会降低甲状腺机能，进而降低脂肪的代谢能力，最终增高血脂和血胆固醇值。饮食含有的蛋白质也会耗尽体内甲状腺素。

对于一位因动脉粥样硬化而将某些动脉几乎全部堵塞的人来说，不用费神去想像，就会发现上述因素确实至关重要。

保持和改善血液条件也应遵守：体内有机物都是可以燃烧的。见相关章节。

9.3.3 动脉条件

血液条件可能每天在变化，血管系统退化是一个漫长过程，一般开始于儿童早期，然后继续发展，其速率取决于生活习惯，主要取决于饮食量与你消耗掉的热量（运动量）及遗传因素。

疾病影响全身血管，早期病症不易于发现，不会引起很大的痛苦，于是人们往往熟视无睹。可能是血压"有点"高，高频听力逐渐丧失，或许要戴老花镜。一旦心脏动脉受到严重影响，就会患上心脏病。

动脉硬化曾经是心血管疾病最常见的形式。钙和其他不可分解矿物质沉淀于动脉壁，进而造成了动脉硬化、弹性丧失、逐渐堵塞、血流受阻。

过量肾上腺分泌会改变血液成分，血液成分变化也往往会引起动脉硬化。应激以及尼古丁、酒和糖的应激效果也会产生这类激素过量分泌。

时至今日，最常见的动脉疾病形式发生了变化。原来，动脉硬化是一个长期过程，直到老年才出现；现在，这个过程大大加速了，也大大提前了，称之为动脉粥样硬化。这个名称源自希腊语——动脉粥样化，即不管有无钙和其他矿物质，脂肪、胆固醇和纤维蛋白都会严重影响脂肪代谢，从而形成了动脉粥样化。

事实上，现在，动脉疾病的主因是高蛋白、高胆固醇、高脂肪西方饮食。主要是热量过剩，说白了就是吃的太多活动（劳动）太少。

病变过程具有渐进性和隐袭性，随着胆固醇和脂肪沉淀于细胞、动脉内壁及其肌肉层，肌肉层没有毛细血管，主动脉血流直接向它们供氧。最终，愈来愈多的饮食脂肪和胆固醇为动脉壁吸收。

病变往往开始于动脉壁损坏部位，研究表明：维生素 C 缺乏会破坏动脉细胞胶原的完整性，从而损坏动脉壁。吸烟会摧毁维生素 C，它不仅会使血液条件恶化，而且会使动脉条件恶化。细胞最终会因充血而胀裂。身体努力医治受损部位，制造出新细胞和纤维组织，从而在动脉壁形成动脉粥样斑。随着沉淀物质的积聚，动脉逐渐被堵塞，血流受限。

动脉经常在弯曲或分支部位发生病变，经常发生堵塞的特殊部位不少。随着疾病的不断恶化，身体退化程度日益加重，许多严重症状也可能随之出现，诸如肾衰竭、中风、猝死等。

如果心脏冠状动脉严重受阻，即如果动脉堵塞程度达到了90%~95%，就会严重损害冠状动脉的功能。一旦陷入这种危险境地，对血粘度影响较小的因素就会引起心脏病发作。有时，即使一片脱落的动脉粥样斑堵塞了病变部位的血流，也会引起心脏病发作或猝死。

心脏搭桥外科手术是指将身体其他部位的血管移植到动脉堵塞处，为血液流动建立通道。一些人要做三重搭桥手术，为三条主冠状动脉搭桥。然而，令人难过的是，若饮食不改变，新建血管患上动脉粥样硬化速度比原来血管要快，不出 30 日，8% 的手术病人就会死亡；12 个月内，20% 的手术病人又会出现动脉堵塞现象。尽管术后可以暂时消除痛苦，但是，如果不采取严格的饮食矫正措施，生存率不会有任何提高。目前的冠脉支架与之有类似情况。如果严格按其要求服药可能要好一些。

给相应组织器官供血的动脉，就像是相应组织器官的脐带，如果脐带不通了，相应组织器官能否生存就可想而知了。

9.3.4 肥胖症

胖人多余身体组织严重降低了心血管系统的效能，其原因如下：

为无用组织供血，增加了心脏负荷。

超重就像随身背着一袋米，不仅增加心脏负荷，而且妨碍了必不可少的体育锻炼。

过量脂肪易释入血流。

重要器官下垂影响了循环，损害了肺功能。

我们完全可以断定"丰富的"饮食，应该是目前西方工业化国家日益猖獗的动脉粥样硬化疾病第一位的、基本的、必要的原因。吸烟和高血压是第二位的或辅助性的原因。近年来，肥胖的发病率越来越高，肥胖及由它引起的各种代谢疾病已成为 21 世纪威胁人类健康的重要原因之一，因而肥胖及相关的代谢综合征已成为当前研究的热点。特别需要引起注意的是儿童肥胖正成为人们日益关注的问题。虽然根据报告，在过去10年中儿童肥胖的增长速率趋于稳定，在有些国家甚至有所降低，但儿童肥胖症存在贫富差距，社会低收入人群的肥胖症比率仍在上升，因此对儿童肥胖的控制不容忽视。

肥胖的危害不可低估，严重者能胖死人。目前妊娠肥胖也成了一个严重的社会问题，带来的危害也不可低估，不积极纠正会带来严重的后遗症，像高血压、糖尿病、肾疾病等。

9.3.5 高科技治疗

如若搭桥术后，喜欢吃什么就吃什么，想吃多少就吃多少。这类建议极端危险，因为，除非改变饮食，否则搭桥血管不仅很快会患上动脉粥样硬化，而且不出两年就会重新堵塞，支架置入也同样。并不是手术或支架植入后就万事大吉，高枕无忧了。如果你这样想可能还不如你不做这种手术在人间呆的时间长。

9.4 保养血管和改变血管病变

首先不要让血管堵塞，尽量减少或消除堵塞血管的因素，如减少自由基产生。见《体内有机物都是可以燃烧的》等相关章节。

9.4.1 用食物通血管

老年人应经常吃些保护血管的食物，以下食物对疏通清理血管、预防血管硬化有特殊功效：

玉米 含不饱和脂肪酸，特别是亚油酸的含量高达60%以上，有助于人体脂肪及胆固醇的正常代谢，可以减少胆固醇在血管中的沉积，从而软化动脉血管。可适当吃，当然也需符合低热量饮食原则，不是越多越好。

西红柿 不仅各种维生素含量比苹果、梨高 2 至 4 倍,而且还含芦丁,它可提高机体抗氧化能力,消除自由基等体内垃圾,保持血管弹性,有预防血栓形成的作用。

苹果 富含多糖果酸、钾及维生素 E 和 C 等营养成分,对推迟和预防动脉粥样硬化有明显作用。

海带 既能防止血栓,又有降胆固醇,抑制动脉粥样硬化的作用。

茶叶 能提高机体抗氧化能力,降低血脂、缓解血液高凝状态,增强红细胞弹性,缓解或延缓动脉粥样硬化。

大蒜 含挥发性辣素,可消除积存在血管中的脂肪,有明显降脂作用,是治疗高脂血症和动脉硬化的良药。

洋葱 含有一种较强血管扩张作用的前列腺素 A,它能舒张血管,降低血液黏度,减少血管的压力,具有降血脂、抗动脉硬化的功能。

茄子 含丰富的维生素 P,这是一种黄酮类化合物,有软化血管的作用,还可增强血管的弹性,降低毛细血管通透性,防止毛细血管破裂,对防止小血管出血有一定作用,另外还具有较强的清除自由基作用。

9.4.2 献血

当你 30 岁以上,进食正常或偏多的情况下,若出现头晕乏力、高血压、高脂血症、心脏问题、血糖升高时,你就应定时献血,献血不但能拯救他人生命,还能保持你青春活力,让你的造血功能旺盛,血压易于正常,大量统计表明,可以延缓动脉硬化,延缓冠心病、高血压病的出现,这是一种利人利己的大善事,何乐而不为?

9.4.3 莫里森清血解毒法

美国医学博士莫里森认为,血液不清洁的人,常常是因摄食方法不对，摄入非食品的"食品"，或每天置于肮脏的环境中，损害了人体。当你净化血液时，如果同时能注意拒绝摄入污染的食品或无益于健康的食品（罐头、烟熏肉类、咖啡、可乐饮料等），那么，在短短的一个月之内，就能取得意想不到的令人兴奋的效果。具体做法如下：

第一天、第二天

从 8∶00 到 20∶00，每隔 1 小时吃一小块约 60 克的西瓜，过 1 小时后喝 120 克（约半杯）柠檬蒸馏水，接着再吃西瓜，这样整天循环进食。柠檬蒸馏水的制作：将 180 克鲜柠檬汁兑入 1.5 升蒸馏水（或纯净水）中。

除此之外，不能食用任何食品或其他饮料。

为了增加肠内蠕动，可以在 9∶00 和 17∶30 各饮一次车前子浸液。

其制法：在一杯蒸馏水（或纯净水）中放入一汤匙车前子，浸泡约 1 小时即可。饮车前子浸液是为将体内垃圾以大便形式排出体外。

如果弄不到作为首选的西瓜，可用 120 克的胡萝卜汁或甜瓜汁代替。

第三天、第四天

车前子浸液可以停止饮用。

从 8∶00 至 20∶00，每隔 1 小时饮用 1 次胡萝卜汁和蒸馏水（或纯净水），两种饮料交替饮用，每次饮半杯（120 克左右）。喝时，慢慢啜饮，不可一饮而尽。

第五天、第六天

第五天：早晨吃 1 个柑子，2 小时后吃 1 个西红柿，再过 2 小时后吃 1~2 个轻微蒸熟的西葫芦。再过 2 小时后，将上述 3 种食品用同样方法重复食用一次。如口渴，可饮用 120 克胡萝卜汁或西红柿汁，睡觉时饮用半杯温热蒸馏水（或纯净水），在蒸馏水（或纯净水）中搅入2小袋紫花苜蓿茶叶。

第六天：在8：00饮半杯（120克）青菜汁饮料，在9：00饮用约120克柑橘柠檬饮料。然后每隔1小时交替循环饮用上述两种饮料。

青菜汁制法：在榨汁机里，倒进大量蒸馏水（或纯净水），然后加入芫荽、菠菜、芹菜、莴苣、甜菜叶、青椒或其他绿叶菜，再加入少量大蒜、柠檬汁和海藻末调味，榨出汁即可用。莫里森把这种青菜汁称为"绿色金子"。

柑橘柠檬饮料制法：将60克柑橘倒入榨汁机，再将一个带皮柠檬切块放入其内，榨汁即可。这是很好的保健饮料，清血解毒只是其保健作用之一，莫里森称其为生物黄酮饮料。

第七天、第八天

实行"单一食法"，就是在一餐中将某一种食品作为唯一的食品，不能食用其他类食品，其中最主要原则是将蛋白质食品与淀粉食品分开吃。这种食法，应当长期坚持下去。

体内有机物都是可以燃烧的，动脉硬化斑大多也是能量，也是可以燃烧的。采用辟谷饮食方法让其燃烧掉，让血管回复通畅，是最方便、最健康、最实用、最有效的方法。如何让其燃烧请参考第十四章。莫里森清血解毒法其实就是水果蔬菜饮食法，就是我们主张的"辟谷"，就是无热量饮食法，就是《体内致病有机物燃烧最快方法——无热量饮食》。整个过程不必过分刻板只要掌握无热量饮食，大量进食水果蔬菜即可，燃烧体内对机体不利的有机物。体内有机物都是可以燃烧的。

9.4.4 药物

必要时可以服用一些药物如阿司匹林、他汀类调脂药等。也可以服用一些中药如：丹参、当归、川芎、大黄、姜黄、决明子、槐米等。具体丹参 30 克泡水代茶饮；大黄、姜黄各 3 克为粉装胶囊服。以上均一天量。

任何药物都不能代替以上提及的热量控制，药物只是辅助的，不能解决根本问题。

9.4.5 体育锻炼

如果你管不住自己的嘴，管不住是管不住，但绝不是想吃多少就吃多少，如果是这样的话你就没有法子不让血管堵塞。如果你放开一定的量，那你就得跟上活动量，也就是加强体育锻炼，保持进出热量平衡，也就是你吃的饭和你干的活差不多。

体育锻炼多种多样就看你喜欢什么了。目的是让你吃的热量使出来就行了，推荐快走方式。参考《体育锻炼》章节。

10.减少自己的器官组织磨损

10.1 器官的独立年龄

身体的各个组织器官系统对于生命都无比重要,究竟哪个是决定你寿命的器官呢?

有一个毋庸置疑的事实,就是当你的某个器官"不行"了的时候,其他器官还都可以正常运行!也就是说你身体的不同的器官组织具有不同的寿命。但是,由于某个器官的死亡,导致了其他所有器官组织的"陪葬"。

简单的讲,那个寿命最短的器官在某种程度上决定了你的寿命长短,决定了你的真年龄。这说明一个重要问题:你身体的某个或某些器官的寿命,决定了你的整体寿命。那个导致你最后死亡的某个关键器官,就是决定你寿命的"高危器官"。这就是身体器官组织的独立年龄论。

器官的独立年龄

每个个体都是由有机统一、而又相互独立的组织器官和系统组成的,但是每个器官和组织的衰老速度并不完全一致,甚至是大相径庭的。每个器官组织都有自己相对独立的衰老程度,即组成身体的各个器官也都有自己相对独立的"使用年限",这就是独立器官年龄概念。

由于一个人的各个组织器官的衰老速度各不相同,平衡衰老只是相对而言,最终决定人的寿命的一定是衰老最快的生命器官。此器官的衰老速度在很大程度上决定了一个人的综合衰老速度。

有科学家用器官功能测定法证明身体的每个器官都可以使用

150年以上，最长的甚至可以达到200年以上。为什么器官年龄和寿命差异会如此之大？你的器官年龄和生命又有什么样的关系呢？

例如，如果某人的肺的功能寿命可以达到150岁！为什么最后只活到80岁呢？首先因为他的肺是"陪葬者"，在他死的时候，他的肺功能还可以再为他的身体再工作70年也完全没有问题，他的脑可以再工作30年，他的肾脏可以再工作40年，但是，只有他的肝脏功能只能工作80年。因此，他的寿命就只能是80年。而其他所有的器官全部是"活体器官陪葬"。也就是说：过去当某个皇帝死的时候要"活人陪葬"的惨剧，几乎在所有死的人身上组织器官间都会发生。

还有一个原因是其他组织器官"扯后腿"。因为身体是个有机的整体，那些机能比较弱的器官组织会影响比较强的器官的使用寿命。当然，机能比较强的器官也会把比较弱的器官的机能进行"提升"以达到平衡，把寿命长的器官寿命缩短，把寿命短的器官寿命拉长。由于遗传、使用方式、健康环境等因素，造成不同器官之间的寿命差异非常之大，这种体内的"自我平衡"可以在很大程度上延长高危器官的寿命，但并不能从根本上把不同器官之间的差异缩小。

因此，只有提高高危器官的使用寿命，才能提高整体的生命年龄。

当一个人的形象器官和性器官过速衰老时，一般并不会危及其他器官组织；当一个人的寿命器官衰老到不能发挥正常功能时，一般就会危及其他身体组织器官，系统的连锁反应使身体的其他寿命器官也出现功能异常并衰老，从而导致整个生命的快速衰老甚至死亡。

如抽烟的人比不抽烟的同龄人肺部会多衰老30~50岁，如果其自然年龄是40岁，其皮肤年龄可能是40岁，心脏可能是45岁，性器官可能是35岁，但其肺年龄可能是80岁，最后此人必将死于肺病。

我们的衰老是细胞衰老和死亡的积累效应。那么细胞是如何衰老和死亡的，如何减少细胞的衰老和死亡，就成为衰老速度的关键。

细胞的死亡一是使用磨损：自然衰老和死亡；二是不正确的使用：不使用或过度使用都会加快细胞的衰老和死亡的速度，也就会加快人整体的衰老速度。而且过度使用会恶化体内环境，体内环境恶化造成的细胞损伤而引起的细胞偶然性死亡。偶然性死亡有两种情况，一是由于体内的环境恶化：如体温太高、酸性体质、体内垃圾的积累过多或积累时间过长等，使得细胞生长的环境被破坏，造成的细胞的早衰或早亡；二是细胞直接受到毒素的攻击造成死亡和变异，死亡的细胞带着毒素会进一步攻击其他细胞，而变异的细胞我们熟悉的癌变，就属于此类。

"磨损"和"损伤"是引起衰老的两大原因。因此，我们要减少衰老，就必须正确的使用人体组织器官，减少磨损和损伤。如何减少磨损和损伤，见相关章节。

10.2 组织器官的磨损与修复

10.2.1 人体总会被使用磨损的

因此，身体的自我修复能力，是决定衰老速度的决定性因素之一。几乎所有的生物都具有自我修复能力。

首先，在细胞层面，人体衰老首先是细胞衰老的积累效应，衰老取决于细胞损伤和细胞损伤修复的平衡。也就是说，生长的过程是细胞修复能力大于细胞磨损和损伤的过程。0~25岁，自身的修复能力大于器官组织的磨损速度，25岁以后，先是相持，再到磨损大于修复。因此，衰老的过程也是人体的修复能力和身体的"磨损"的一个对抗过程。当身体的磨损大于身体的修复能力时，衰老就必然会发生。

体的磨损速度。

由于恶劣的健康环境和破坏式使用，不但加快了衰老速度，重要的是破坏和降低了身体的自我修复能力。

10.2.2 破坏身体自我修复能力的因素

恶劣环境：体内的自由基及其他代谢垃圾积累，不但会损伤组织器官，还会破坏身体自身修复的环境，中断修复过程，影响修复成果；体外的环境变化超过了身体的适应能力和要求，阻碍了身体的修复能力。热量过剩，动脉硬化，血供受阻，修复的能量及原材料不能充分供应更影响修复。

剥夺身体的自我修复时间：减少睡眠或失眠，剥夺了身体的修复时间，也就废弃了身体的修复能力，即只有磨损发生，而没有修复。根据生命的"日循环理论"，生命是一种白天使用，夜晚修复的生物。生命以"日循环"而存在，否则，只有磨损和使用，没有修复，生命也就迅速"死亡"。如果完全不睡眠，也就是说只有使用，没有修复，人体几天就会出"大问题"，甚至导致死亡。在网吧长时间上网不休息而猝死的就属于此类。

动物实验表明，连续不让动物睡眠可出现死亡。

超限使用：对于身体及组织器官的长期超限使用，使得其磨损速度和磨损程度大大高于修复速度和修复能力。

还有其他可能破坏修复能力的因素。

自我修复能力是人体固有的一种综合机能，会随着身体的整体衰老而衰老，细胞的活力是自我修复能力的一个重要体现。

身体及组织器官的过度使用和滥用，身体的修复能力会降低并衰老，但是，如果条件适宜，修复能力还可以很快恢复。

10.2.3 提高身体自我修复能力的方式

环境式修复：即身体的自我修复需要洁净的体内环境，彻底"打扫"体内环境，并尽量减少体内代谢时的毒素产生量和垃圾存留积累时间，通过提高体内的洁净度而达到提高身体自我修复能力的目的。

机能层面的修复，即使用式修复：锻炼式使用，即80%负荷使用法则，使用的过程就是锻炼和提高修复能力的过程，也是完成自身修复的过程。

确保血管通畅：身体各种营养和物质根据身体需求在体内的流通性大小是决定修复能力的关键指标，经常加大体内"管道"的流动速率，增大体内"管道"的流动速度，扩大管道的"畅通性"，尤其是增加血液在各种组织器官的流通总量，是增加修复能力的重要法宝。满足代谢过程中氧、营养物质的运送，使无法进行的修复过程得以继续。血管通畅是所有组织器官得以修复的前提，就像建设中的任何工程，没有原材料想建造或修复只能是空想一样。如何能保持血管通畅，见相关章节《让自己的血管通畅》。

限食即热量精准供应：限食通过降低负荷，大大降低细胞磨损，减少体内的自由基产生和垃圾的产生，提高抗氧化能力，从而降低机体损伤间接增大了身体的修复能力。

时间式修复：即给身体组织器官以"休整时间"，专门用于修复。睡眠是人体专门的修复时间，增加正常的睡眠时间就是给身体应有的修复空间，大大提高修复能力；"劳逸结合"，也是强调不但要使用身体，还要给身体自我修复时间。

激素式修复：因为体内的各种激素水平可以直接控制和影响器官组织的机能，提高体内已经降低的各种激素水平，就可以直接提升器官组织机能。到目前为止，最为安全的还是靠各种减龄手段，自主提升体内的激素水平，而外在的注入激素有时虽然可以达到效果，但是其安全性和副作用还没有被完全控制。

建立修复生物钟：使身体修复规律化、自动化，建立修复生物钟是提高身体自我修复能力的最高境界。

另外，提高修复措施：如前所述，2000多年前，医学泰斗、古希腊名医希波克拉底精辟地概括了为医之道。他说："病人的本能就是病人的医生，而医生是在帮助本能的。"他所说的"病人的本能"，就是任何人的人体都具有自我修复的功能。可见，医生的责任，不在治标而在治本。为医之道，就是要调动和匡扶人体的内在潜能，除掉病根，通过增强人体的自我免疫功能和修复功能使人健康长寿！

10.3 减少重要组织器官的磨损

10.3.1 心脏

人们发现（前文已述），一种叫格拉帕哥斯的乌龟寿命可长达177年，它的每分钟心跳仅为6次，一生心脏共跳动约5.6亿次。令人惊奇的是，所有哺乳动物（人除外）一生的心跳次数基本一样，大约是7.3亿次左右。每种动物大小虽然不同，但心脏重量与体重比例大致相同，都是体重的0.5%~0.6%。目前，这些现象的确切原因尚未完全阐明，但人们提出了一种解释：心率由机体能量代谢需求决定，遵守生物物理学规律，机体能量耗尽，生命也就终结，而心率正是反映机体能量代谢的有效指标。

我国学者吴杰教授曾观察5360名健康成人的静息心率，其范围为51~94次/分，平均数为67次/分。人类的心跳次数明显受自主神经与体液因素的影响，如人激动时心率会加快，完全安静时心率会减慢。科学研究表明，成人静息心率在70次/分，其寿命可达80

岁（需注意的是，要排除各种疾病的干扰）。

人一生总心跳次数约为25亿次至30亿次，如果静息心率在60次左右，其寿命可达93岁。因此静息心率偏慢的寿命延长，相反，静息心率大于80次的寿命就会缩短。大量临床研究也证实，静息心率偏快的人，发生各种心血管疾病的危险明显增加，死亡率也高。有人专门研究了老年人心率与寿命的关系，他们选择身体健康、无心血管病危险因素的老人，年龄在65~70岁，其中男性1407人，女性1134人，长期跟踪随访。结果发现，在男性，心率大于80次/分比心率小于60次/分活到85岁的比率下降了近一半。心率是预测男性长寿的有效指标，但在老年女性中无明显差异。

健康心脏的标志

临床观察认为，安静时心率保持在55~70次/分钟（睡眠中的心率可在38~50次/分钟）是心脏健康的标志。对于健康人来说，经常出现安静时心率偏快，如果排除了生理因素（如焦虑紧张，大量吸烟、饮酒、喝浓茶、咖啡、失眠等）的影响，就应该去医院进行心血管方面的检查，排除疾病隐患。而对于原本就患有冠心病、高血压等心血管疾病的患者来说，安静时的心率水平可预测今后的健康状况。

目前，最常用的减慢心率的药物是β-受体阻滞剂（如美托洛尔等），在能够耐受的情况下，一般的高血压、冠心病患者，心率应控制在55~65次/分钟，严重心绞痛、心肌梗塞患者，心率可控制在50~55次/分钟。

如何保持理想心率

有什么办法能使静息心率保持在60次/分左右，从而有机会赢得长寿呢？

首先要调整自己的心态，要加强修养。性格较内向，偏慢的人优势得天独厚！那些不点火也着，成天兀傲乱叫的人要特别注意，没有一个好的心态，心静不下来，气就不顺。心平静者，气才能和顺，心率才会趋于平缓，要修炼一段时间才能有效果。

其次是充足的睡眠，良好的睡眠有助于恢复身体机能，中国古代养生保健经典《黄帝内经》讲，春三月，夜卧早起，逆之伤肝。夏三月，夜卧早起，逆之伤心。秋三月，早卧早起，逆之伤肺。冬三月，早卧晚起，逆之伤肾。但，现代科学证实，早8点是心脑血管病高发期，这个时段有心脑血管病史的患者还是少出门为妙！

第三是适量的运动。根据自己的年龄常常参加各种强度适宜的运动，就会使心率变慢（运动时心率加快，但运动使心功能得到锻炼，从而使心率减慢）。心率能在55~70次（睡眠中的心跳次数可以为38~50次/分）是健康心脏的标志，也是长寿的标志。不同年龄段的人活动量不同，随着年龄增长运动量要逐渐减少，40岁以上的人就不适合做剧烈的运动了。快走是这一年龄段以上的人群的最佳锻炼方式，超过60岁的人群以散步为主，总之宜静不宜动。

第四就是调整饮食结构使之趋于合理性，减少自己的热量摄入，维持静息状态低代谢水平。中华美食世界闻名，注重色香味俱全来刺激食欲。我们生活中的误区，认为肉蛋奶这些好吃的就是营养品，不给亲人做点好吃的就是不孝就是虐待亲人，实际上好多人的心脑血管疾病、糖尿病都是所谓好吃的吃多了造成的。在饮食上一天三餐的安排是早餐丰盛、午餐丰富、晚餐贫穷，同时晚餐还要少吃或不吃主食，晚餐后一定要运动。不论你吃的丰盛与否需保持热量平衡，保持标准体重偏低时的热量平衡。饮食的优先顺序是青菜、水果、米面、鱼（深海、浅海、养殖、江、湖、河）、鸡、鸭、牛羊猪。烹调顺序是，青菜水果整棵生吃为主，熟吃以涮、炒、煎、炖、烤。炖和烤是最不应该经常采取的方式。通过调整饮食保持适当体重，肥胖会使心脏负担加重，心率加快。

实际上吃对人类是一种负担，想健康就要少吃。如果你是餐餐饱，顿顿丰盛，那你最好一周辟谷一二天，或一年辟谷一月。

第五 必需降低自身的怠速

心率的快慢是和人的新陈代谢快慢一致的，人体就像一座化工厂，比化工厂复杂的多。在寿命长短上，新陈代谢速度快的人低于慢的人，男人低于女人，胖人低于瘦人，个体大低于个体小的，降低心率就是降低新陈代谢速度，就是在延长寿命！见相关章节。

此外，吸烟与饮酒均可使心率加快，故应戒烟与限酒。不少老年人心率一慢（除病理性改变外）就害怕，是不妥当的。

有研究证实，心率快会数倍地加速心血管病的进展。因此，应该采取措施控制过快的心率。医生们常给高血压病及冠心病患者服用β受体阻滞剂，其目的之一就是使心率减慢，保护心脏，减少与控制心肌缺血事件，改善心功能，延长寿命。大规模临床资料证明，心肌梗死、慢性心衰、高血压病，若正确应用β受体阻滞剂，可使死亡率下降30%~44%。目前，已经研究出来的专门用于降低窦性心动过速的β受体阻滞剂药物，具有改善心功能，控制心肌缺血及高血压的疗效，而其他副作用较少，相信不久就可用于病人，届时将更有效地延长人的寿命。

10.3.2 血管

血管就是组织器官的脐带，需要保持完整和通畅，否则组织器官就无法生存或工作。血压高了容易造成血管撕裂破损，再就是血管内的沉积物，或者血管本身发炎，都能导致血管不畅或堵塞。如何保持血管通畅见相关章节《让自己的血管通畅》。

10.3.3 大脑

大脑是利用葡萄糖供能的，一般情况机体能保持葡萄糖的较恒定水平，无需担忧。氧是大脑不可缺的东西，大脑断氧4分钟以上，就可以造成不可逆的损伤。只要心肺、血液、血管正常，脑细胞所需要的氧是不会缺的，脑细胞之所以缺血坏死，以至于脑萎缩，不是身体内缺这些东西，而是运输这些东西的通路（血管）不畅或堵塞，以至于脑细胞缺乏相应的营养物质，而发生病变。恰恰相反，这与全身的营养过剩有关，由于营养过剩导致高血压、高脂血症、糖尿病等致血管损伤阻塞。绝不是全身营养不良造成的，要想给大脑充足的营养，只要保持好运输通道剩下的问题你就不要担忧了，机体会自动完成的。要想改善大脑营养，改变长期的热量过剩是不可缺少的措施（见第五章）。

10.3.4 肺

吸入有害气体或灰尘而伤及肺。像我们常见吸烟，厨房烟雾，PM2.5，都是我们常见的危害肺的因素。从而形成我们常见的气管炎、肺癌、尘肺等。我见过一位病人，从事回收玻璃粉碎，不轻易戴口罩，半年后出现憋喘，不到一年就死于尘肺。不论你从事何职业，只要吸入有害气体，或在有尘埃的空气中呼吸，你必需戴口罩或其他防护措施，你一定明白吸入的尘埃是沉着于肺中呼不出来的。再给说一遍吸入的灰尘是呼不出来的，一天二天或十天半月感觉不出来，待有感觉时已悔之晚唉！当你的肺变成石头时，你用什么喘气，无药可医，只有死路一条。遗憾只有遗憾。在清新的环境中注意深呼吸，锻炼肺活量。肺活量的下降，也是衰老的一个指标，除了处处注意对肺的保护外，在良好环境适当体育锻炼，都会对肺有利。保护自己的肺甚于保护自己的眼睛。

10.3.5 肝脏

肝脏功能：

肝脏是人体的一个巨大的"化工厂"。具有六大功能：

（1）代谢功能：

①糖代谢：饮食中的淀粉和糖类消化后变成葡萄糖经肠道吸收，肝脏将它合成肝糖原贮存起来；当机体需要时，肝细胞又能把肝糖原分解为葡萄糖供机体利用。②蛋白质代谢：肝脏是人体白蛋白唯一的合成器官；γ球蛋以外的球蛋白、酶蛋白及血浆蛋白的生成、维持及调节都要肝脏参与；氨基酸代谢如脱氨基反应、尿素合成及氨的处理均在肝脏内进行。人体是不能直接储存蛋白质的，不论你吃的是什么优质蛋白，当它超过身体需要量时，就得当燃料燃烧掉或变成脂肪存储起来。③脂肪代谢：脂肪的合成和释放、脂肪酸分解、酮体生成与氧化、胆固醇与磷脂的合成、脂蛋白合成和运输等均在肝脏内进行。④维生素代谢：许多维生素如A、B、C、D和K的合成与储存均与肝脏密切相关。肝脏明显受损时会出现维生素代谢异常。⑤激素代谢：肝脏参与激素的灭活，当肝功长期损害时可出现性激素失调。

（2）胆汁生成和排泄：胆红素的摄取、结合和排泄，胆汁酸的生成和排泄都由肝脏承担。肝细胞制造、分泌的胆汁，经胆管输送到胆囊，胆囊浓缩后排放入小肠，帮助脂肪的消化和吸收。

（3）解毒作用：人体代谢过程中所产生的一些有害废物及外来的毒物、毒素、药物的代谢和分解产物，均在肝脏解毒。

（4）免疫功能：肝脏是最大的网状内皮细胞吞噬系统，它能通过吞噬、隔离和消除入侵和内生的各种抗原。

（5）凝血功能：几乎所有的凝血因子都由肝脏制造，肝脏在人体凝血和抗凝两个系统的动态平衡中起着重要的调节作用。肝功破坏的严重程度常与凝血障碍的程度相平行，临床上常见有些肝硬化患者因肝功衰竭而致出血甚至死亡。

（6）其他：肝脏参与人体血容量的调节，热量的产生和水、电解质的调节。如肝脏损害时对钠、钾、铁、磷等电解质调节失衡，常见的是水钠在体内潴留，引起水肿、腹水等。肝脏是人体最重要的代谢和解毒器官。常听老百姓把自己疼爱的小宝宝，叫做"心肝宝贝"，就足以看出无意之中人们对肝脏的重视了。

　　国际精神卫生组织将每年的3月21日，即春季的第一天定为"世界睡眠日"。在睡眠中，除了肝脏外，体内的大部分器官工作节奏极慢。而肝脏正是利用这段较为安静的时间加紧把代谢后的有毒、有害物质排出体外，这仿佛清洁工正在进行全面的清洁、大扫除一样。但是人体是有生物钟的，清洁工只在半夜十点到四点工作。所以无论如何不要熬夜！欲养肝，必须睡午觉。吃完午饭后静坐休10~30分钟的时间，就应该去睡午觉，这对肝脏的保养，尤其是有肝病的人来说是非常必要的。有数据能够说明，当身体由躺下到站立，流入肝脏的血流量就要减少30%，如果再行走、运动，血液又会有一部分流向手足，此时，流入肝脏的血流量就要减少50%以上。所以要在吃饱饭后闭目养神10~30分钟，通过午睡，使血液多流向肝脏，供给肝细胞营养成分。保护肝脏的食物如下：水果类：香蕉、桃、苹果、柚子、西红柿、大枣、蜂蜜。坚果类：花生、核桃、芝麻、向日葵、腰果、大麦。豆类：黄豆、豌豆、黑豆。菌类：蘑菇、香菇、金针菇、黑木耳。蔬菜类：山药、茄子、莴苣、洋葱、豆腐、菠菜、芹菜、韭菜、大白菜等。

　　保护肝脏，首先不损害肝脏，减少有毒物质的接触及摄入是至关重要的。像酒精、饮料中的防腐剂等。有肝脏损伤时忌酒是绝对必须的，这是要酒还是要命的选择，二者只能选一；另外高脂肪饮食、热量过剩易形成脂肪肝，也对肝脏造成损伤，这时控制饮食，加强锻炼是必需做的。

　　另外，当肝脏有损伤时，降低自身代速，减轻肝脏负担也是至关重要的。如何降低代速见相关章节。

10.3.6 胰腺

在人们身体上腹部深处有一个非常不显眼的小器官，它就是胰腺。胰腺虽小，但作用非凡。可以说，它是人体中最重要的器官之一。之所以说胰腺是人体最重要的器官之一，因为它是一个兼有内、外分泌功能的腺体，它的生理作用和病理变化都与生命息息相关。

胰腺为混合性分泌腺体，主要有外分泌和内分泌两大功能。它的外分泌主要成分是胰液，内含碱性的碳酸氢盐和各种消化酶，其功能是中和胃酸，消化糖、蛋白质和脂肪。内分泌主要成分是胰岛素、胰高血糖素，其次是生长激素释放抑制激素、肠血管活性肽、胃泌素等。

胰岛素的功能为：

促进肝糖原和肌糖原的合成。此作用主要通过提高肝脏和肌肉中糖原合成酶的活性而完成。

促进葡萄糖进入肌肉和脂肪组织细胞内。

激活葡萄糖激酶，生成磷酸葡萄糖，抑制糖异生。

如胰岛素缺乏时，进入组织细胞内的葡萄糖减少。肝糖原的分解与异生增强；由肝脏释放入血的葡萄糖大大增加，血糖水平升高，并超过肾糖阈值而从尿中排出，表现为糖尿病。

长期饮食过多而不节制，营养（热量）过剩。使原已潜在有功能低下的胰腺负担过重，而诱发糖尿病。现在国内外亦形成了"生活越富裕，身体越丰满，糖尿病越增多"的概念。

肥胖因素。目前认为肥胖是糖尿病的一个重要诱因，约有60%~80%的成年糖尿病患者在发病前均为肥胖者，肥胖的程度与糖尿病的发病率呈正比。

有糖尿病基因的人比没有糖尿病基因的人容易患糖尿病，但没有环境因素的侵害还不致于患糖尿病。二型糖尿病也是遗传因素和环境因素长期共同作用的结果，其遗传倾向更明显、更复杂。易导致二型糖尿病环境因素主要包括肥胖、体力活动过少以及糖刺激、紧张、外伤、或过多的使用升高血糖的激素等诱发因素。

糖尿病的病因十分复杂，根源是胰岛素绝对或相对缺乏，或胰岛素抵抗。因此，在B细胞产生胰岛素、血液循环系统运送胰岛素以及靶细胞接受胰岛素并发挥生理作用这三个步骤中任何一个发生问题，均可引起糖尿病。

（1）肥胖。肥胖是诱发2型糖尿病的最重要的因素之一，中度肥胖者糖尿病发病率比正常体重者高4倍，而极度肥胖者则要高30倍，且腹部肥胖较臀部肥胖者发生糖尿病的危险性更大。肥胖者的胰岛素受体减少，对胰岛素的敏感性减弱。

（2）饮食。不良的饮食习惯，如进食过多，高糖高脂肪饮食可诱发糖尿病。尤其是长期以精米精粉为主食，造成微量元素及维生素的大量丢失也可能诱发糖尿病。因为某些微量元素如锌、镁、铬等对胰岛素的合成及能量代谢都起着十分重要的作用。

（3）体力活动。体力活动的减少亦是目前糖尿病患病率增高的一个重要因素。体力活动减少一方面可引起肥胖，另一方面也可以影响细胞表面的胰岛素受体的数目并使其敏感性减弱。

（4）应激因素。应激是当人体受到外界致病因素影响时机体的保护性生理反应。当处于急性心肌梗死、脑血管意外、严重外伤、大手术等应激情况时胰高血糖素、糖皮质激素等对抗胰岛素的激素增加，会使部分患者发生高血糖。这些人中部分患者随疾病的好转可恢复正常，而另一部分则成为糖尿病。

通过以上引起胰腺内分泌异常的原因不难看出，控制饮食（热量）仍然是首位的，其次就是适量运动，再者就是摆正心态。贵在预防，你不要存侥幸心里，当胰腺功能严重受伤后，你及时采取一段时间无热量饮食，可能有机会恢复健康，但是若你胰腺已经损伤仍不及时纠正,时间长了损伤严重了就积重难返了,再想恢复健康就只有后悔了。

另外不要暴饮暴食,酗酒,及时治疗胆囊或胆管结石,以免造成胰腺的急性损伤,发生急性胰腺炎,该病甚至可以危及生命。

10.3.7 肾脏

10.3.7.1 肾脏功能

(1)排泄体内代谢产物和进入体内的有害物质

人体每时每刻都在新陈代谢,在这个过程中必然会产生一些人体不需要甚至是有害的废物,其中一小部分由胃肠道排泄外,绝大部分由肾脏排出体外,从而维持人体的正常生理活动。此外,肾脏还能把进入体内的一些有毒物质排出体外。有些化学药品中毒会给肾脏造成损害,就是因为这些化学药品的排除要经过肾脏的缘故。如果肾脏有了病,这些对人体有害物质的排泄受到影响,废物在体内积聚,就会引起各种病症。我们把肾脏的这种保留营养物质,排出毒素的作用形象地称作"血筛子"。通过尿的生成,维持水的平衡这是肾脏的主要功能。正常人一天尿量为 1000~2000 毫升,一般呈淡黄色,比重在 1.003~1.030 之间。比重过高、过低或固定不变,尿量过多过少均有肾功能不全的可能。

(2)维持体内电解质和酸碱平衡

肾脏对体内的各种离子(电解质)具有调节作用。像钠离子(Na^+)的调节特点是多吃多排、少吃少排、不吃不排;对钾离子(K^+)是多吃多排、少吃少排、不吃照排,对氯离子(Cl^-)是伴随 Na^+ 的吸收排泄,H^+、氨(NH_3)的分泌过程来完成。另外肾脏还调节磷(P^{3-})、钙(Ca^{2+})、镁(Mg^{2+})等离子的平衡。这些电解质平衡对体液的渗透压稳定很重要。另外肾脏对体内酸碱平衡也起调节作用,肾脏能把代谢过程中产生的酸性物质通过尿液排出体外,并能控制酸性和碱性物质排出的比例。当任何一种物质在血液中增多时，肾脏就会把增多的部分排出去。同时肾脏还能制造氨和马尿酸，以保持和调节酸碱平衡。很多肾脏病人出现酸中毒，就是因为肾脏失去了维持体内酸碱平衡的功能而产生的。我们不妨把肾脏调节体内水分，保持内环境（电解质、渗透压、酸碱度）稳定的功能称作"调节器"或"稳压器"。

（3）调节血压

由肾脏分泌的肾素可使血压升高，当限制钠摄入或钠缺乏时，血浆容量减少和肾脏血液灌注压力降低时，以及直立体位时，肾素从细胞中分泌出来，即具有活性，可使血浆中的血管紧张素原脱肽而成为血管紧张素Ⅰ，再经转换酶的作用而成为血管紧张素Ⅱ，通过血管紧张素Ⅱ和醛固酮的作用，使血压升高。同时肾脏分泌的前列腺素又具有使血压下降的功能，前列腺素主要是通过增加肾皮质血流量，促进利尿排钠，减少外周血管的阻力，扩张血管而达到降压的作用。

（4）促进红细胞生成

肾脏可分泌促红细胞生成素，作用于骨髓造血系统，促进原始红细胞的分化和成熟，促进骨髓对铁的摄取利用，加速血红蛋白、红细胞生成，促进骨髓网织红细胞释放到血中。贫血的程度与肾衰程度成正比，其血、尿中的促红细胞生成素均降低，而用外源性促红细胞生成素，可以纠正肾性贫血。

（5）促进维生素D的活化

维生素D在体内必须经肾脏转变为1，25-二羟维生素D3才能发挥其生理作用。肾脏的皮质细胞含有1位羟化酶，维生素D先在肝脏25位羟化酶的作用下，转化为25-羟维生素D3，最后在肾脏1位羟化酶作用下，转化为1，25-二羟维生素D3即活化的维生素D3。它能促进胃肠道钙磷吸收；可促使骨钙转移、促进骨骼生长及软骨钙化；促进肾小管对磷的重吸收，使尿磷排出减少；可抑制甲状旁腺素（PTH）的分泌。

肾脏是维持生命的重要器官，一旦功能下降会出现严重后果，我们经常听到或见到的尿毒症等就是其中一种。

10.3.7.2 保护肾脏

减少热量摄入保持好体重，低热量饮食仍然是至关重要的，这样可以减少代谢产物，减轻肾脏的负担，从而保护肾脏（见15章《不同疾病饮食方法》、14章《体内有机物都是可以燃烧的》）。其次保持正常的血压水平，也是保护肾脏的重要措施。另外，积极治疗危及肾脏的疾病，像风湿类、系统性红斑狼疮等、像糖尿病、高血压病等，也是不可忽视的。一旦发生过敏，远离致敏物是一定不能触及的红线。

10.3.8 骨骼关节

保护关节防止过度磨损

骨骼是人体动的杠杆，附着于骨骼的肌肉提供动力，而动的枢纽是各个关节。没有健康的骨及关节，生活质量就会打折扣。

10.3.8.1 预防软骨损伤

关节内相互接触的骨端表面有一层透明软骨，它光滑而富有弹性，可以传递应力，作相对运动。关节滑膜产生滑液润滑关节，减少磨擦。关节活动时，软骨相互压缩、放松，就像海绵中的水挤进挤出一样，带进营养物质，带出代谢产物。虽说关节软骨是自然界中最耐磨的物质之一，但"水滴石穿，绳锯木断"，日久天长，难免损坏退变。尤其是人到中年后，软骨基质中的重要物质开始流失，保水性能降低，关节腔滑液形成减少，软骨表面变得干燥，失去光泽、发黄，弹性降低。随时间推移，逐渐加重，软骨层变薄，出现裂隙、发生破碎。破损部位虽有新生硬骨代替，但其功能却相差很多。脱落下来的软骨碎片，刺激滑膜发生充血、水肿、渗液等炎症反应，同时，关节边缘骨质增生、肥大。周围肌肉收缩、痉挛。在此基础上，可引起退变性关节炎、骨性关节炎或肥大性关节炎。退变性关节炎多见于负重大、活动度大的髋关节、膝关节和脊柱腰椎。通常是几个关节有病，也有单独一个关节发病的。它严重影响中老年人生活质量，威胁健康。有些人形象的比喻人的衰老过程就是骨骼的衰老过程。

人体的自如活动离不开健康的关节软骨，就像前文所述它就像夹在两根骨头中间的海绵垫，当关节受到挤压时，它会压缩，当压力消失后，它会恢复原状，使关节骨骼少受外力的震荡和损害。但是，关节软骨也有使用寿命，随着年龄的增长人体关节软骨会逐步被磨损、老化，导致年老后多数人难逃患骨性关节炎的宿命，由于关节疼痛，而降低生活质量。

软骨磨损，是众多关节疾病的共同症状和恶化原因，由此引发的关节疾病严重损害患者的身体健康，危害巨大，被世界卫生组织定义为"第一致残疾病"。软骨磨损，不仅出现在常见的骨性关节炎（退行性关节炎），还经常出现在腰椎间盘突出、类风湿关节炎、半月板损伤、股骨头坏死、髋关节炎中。具体表现为关节面凹凸不平、关节间隙变窄、骨质增生（骨刺）、关节肿胀变形、丧失运动机能等。我们知道，关节软骨在人体中发挥着至关重要的平衡受力、缓解冲击、润滑关节的功能，一旦软骨磨损退化了，关节必然失去灵活性，变得脆弱容易受损，影响运动功能，加剧病情恶化。所以，针对软骨磨损，最根本、最迫切的办法就是减少软骨的磨损。目前，医学界对软骨磨损、软骨退化采用的最常见的方法有以下几种：①各种止痛药、膏贴：通过药物的化学作用，抑制关节炎症，暂时缓解疼痛。这种方法镇痛效果较快，适应于发作期和急性期。但不能解决关节内部构造，病情反复。长期使用后药效逐渐减弱，而在病情后期药物副作用大，特别是激素类药物副作用更加强烈，导致种种胃肠肝肾心血管等并发症。②理疗：采用物理方法对患部进行加热、按摩、刺激等，以达到促进血液循环，减轻疼痛，缓解症状的效果。如常见的热敷、电疗、牵引、磁疗、超声、红外线等。此类方法虽然可以避免吃药打针，施术后短时间内获得轻松舒服，但是，关节内部构造依然如故，停止理疗后病情容易反复。③软骨改善剂：口服氨基葡萄糖（为从虾壳、蟹壳提取物）可以促进关节腔内润滑液分泌以减少关节软骨摩擦，兼带消炎镇痛作用。针对疾病初期，关节软骨未受损时的效果较快，但对于软骨已经硬化磨损、凹凸不平或变形的关节疾病而言，已无回天之力。当35岁后体内合成该物质能力就下降了。有些人主张像治疗高血压病一样35岁后长期服用软骨改善剂，以预防或改善软骨病变。玻璃酸钠注射液关节腔内注射，即给关节注入润滑油，增加关节润滑性与灵活性，以此减轻疼痛，但不能改善关节软骨内部结构，消耗完后仍然要注射，反复持续，容易产生依赖性，还可能降低人体自身分泌关节液能力，效果逐渐递减。摄取特殊软骨促进自体软骨再生：该方法采用摄取促进人体软骨细胞增殖、增生的软骨营养以达到软骨再生的目的，该方法形同中医药食同源，早在上世纪末期开始，日本、欧美国家长期临床研究得出，摄取纯天然软骨粉一定量后可以使大部分患者达到软骨再生。本法因其无副作用、简单易行、免除手术之苦、大众能普遍接受，目前逐渐开始作为代替疗法运用于临床，并得到临床医学界的软骨再生的证实。但这种方法也有短处，恢复软骨再生的时间需要几个月到一年左右，其费用高。

生活中如何保护软骨组织：软骨在人体中起到承重负荷，减少关节间骨骼摩擦等重要的作用。在日常生活中，应适量增加活动像骑自行车、游泳、散步等，以便促进关节的血液循环。但是，运动不能过量。研究证明，人在走路时每走一步对关节的压力，相当于4倍于本身的重量，所以体重越大，对关节的压力亦越大，肥胖是损害关节的一大杀手。肥胖简单带来膝关节软骨过早磨损退化，加速膝关节退行变的进程。保护软骨、减肥的重要性不言而喻；适当补充氨基葡萄糖，抗骨质疏松也是保护软骨的重要措施，一旦发生骨质疏松，支撑软骨的基础变的软弱，软骨的损伤就不可避免，就像路基不够硬单单靠薄薄的沥青，难以保证路面的平整，更难以保证沥青路面的完整一样；其次在平时的饮食中，应多多食用虾皮摄取富含抗氧化剂的食物，如芒果、木瓜、甜瓜、葡萄、橘子、凤梨、香蕉、草莓、番茄、包心菜、马铃薯等。

如何减少关节磨损

对脊柱和四肢骨、关节畸形或疾病，应及早治疗。减少关节磨损是预防退变性关节炎的有效和重要措施。适当运动可促进关节软骨吸收营养，并保持活动范围，但应劳逸结合，不可过度。关节运动次数过多，磨损概率就会增加，加上运动时关节承受的压力比直立时大，更易引起骨关节的损伤。

运动姿势：姿势不正确，如突然转动身体，可致关节受力不均，受到挤压和扭转，损害关节面。爬楼梯或爬山时，膝关节处于半屈曲状态，一条腿承重量大约是正常站立时的5~10倍。膝关节和髋关节在屈曲状态下承受旋转扭力，更易加重加快关节面的磨损。快速跑、踢足球、打篮球、举重等运动过程中，关节面承受应力过大，不太适合老年人。专家认为，慢跑、散步、做体操、骑自行车、游泳、打太极拳、跳舞等，是比较合适的运动方式。锻炼场所最好选在公园、田野、河畔、山边、湖畔等处。这些地方车少，人不多，而草木较多、环境优美、空气新鲜。

运动装备：运动时最好穿专用的鞋子。鞋底前1/3至1/2处应柔软，以吸收冲击力，增加反弹效果。慢跑运动鞋头高而圆，应有鞋舌以保护脚背及伸肌腱。网球运动突发性移位动作多，鞋底应坚硬耐磨，并强化脚弓部位，半统式鞋可适当保护脚踝又不会太影响灵活度。跳舞时，以木板地上运动为主，多跑步动作和滑动，鞋宜轻巧，平底最好，前足部分最好稍软，以便做踮脚动作。

无论什么情况下，鞋跟不要超过3厘米。穿高跟鞋上下楼梯（尤其是下楼梯），膝关节负荷加重，加上振动，膝关节将受到加倍磨损。

准备活动：运动前应做好准备活动。运动中注意循序渐进，逐渐加大关节活动范围，防止损伤，甚至小骨片撕脱等。活动量以身体舒适、微有出汗适宜，持之以恒。

注意保暖关节：受寒可使局部血管突然痉挛，造成局部组织代谢障碍，出现关节酸痛。故运动后应注意防止风寒侵袭。平时无论居家、外出还是上班、休息，都应注意防止关节受风寒潮湿侵袭。及时添加衣服，保护膝关节可使用护套。

减轻关节负重：注意生活规律，节制饮食，防止过度肥胖。若你体重超重40~50斤，就像整天扛着一袋面，不论你干什么得扛着它，你只要活动就在进行重体力劳动，且不管你上下班，那你的关节承受的压力可想而知了，易于损伤，磨损那是不言而喻的。要想关节好，减肥也是至关重要的。

长时间坚持一个姿势或做一个动作之后，如果感觉到骨头或关节有酸痛、不适感觉，就应该引起注意，不再坚持不良动作或姿势，给身体一个自我修复的时间。

有人会说，既然运动过量会加速软骨磨损，那么我多休息、少运动，或者干脆不运动，不就能保护软骨了吗？对此骨科医生给出的答案是：否。当关节活动时，软骨相互压缩、放松，可以像海绵一样吸进营养，排出废物。关节如果长期不活动，软骨无法有效地得到营养，也会出现退化变性及破坏；但是，不恰当的以及过度的运动又会造成关节的过度负荷，导致关节软骨损伤。保护关节和软骨最好的运动方法是游泳，不仅全身肌肉关节参与运动，而且水的浮力又可减轻对关节的冲击和磨损。其他不负重或少负重的运动也可，如快步走、骑自行车等，活动量以身心舒适、微微出汗为宜；应尽量避免负重下反复屈伸膝关节活动，如登山、爬楼、深蹲、提重物等。特别是下楼梯对关节更是不利的。

10.3.8.3 特别需要提的是对脊柱的保护

脊柱上至头颅、下至骨盆，是全身的支撑。内包裹着神经主干，脊椎若出了问题，健康必受到重大影响，甚至危及生命。一旦脊椎偏离了正常的位置，所有的神经、血管、经络就都会随之移位，引起许多疾病，脊椎的姿势会直接影响头部，而头部的活动也可影响脊椎，影响全身功能。连接头与脊椎的是我们的颈部，如果您姿势不当，例如习惯头部向前倾、下巴过分内缩、肩膀耸起等，都会造成颈部肌肉紧张与僵硬，长此以往不但肩膀会感到疼痛、麻木，整个背部甚至都会感到不适，甚至影响全身。如果我们习惯于手托下巴想事情，看电视时把脚放在茶几上，都会扭曲脊椎，从而导致连接在脊椎骨之间的深层肌肉受到不正常的拉扯、老化、松弛，日久之后肌肉失去了对脊椎的保护功能，您就会发现自己的颈部不适、腰容易扭伤、背部开始长期酸痛，椎间盘突出，甚至头晕、手麻、双下肢无力、大小便失禁等严重问题。轻轻按摩、刮痧、拔罐是养护骨骼的较好办法。轻轻按摩、刮痧、拔罐无疑是最安全、最不易产生副作用的。颈部肌肉轻轻按摩、刮痧、拔罐放松，颈部肌肉物理加热使其放松，枕头要适当高度适当硬度，减少颈部神经根的压迫，对缓解颈椎病症状是很有益处；对于腰椎，按摩、刮痧、拔罐放松肌肉，物理加热都有好处，睡卧硬板床（相对硬的床）或许是不可缺的。不要以为扭了腰、落枕是小事，一旦出现应积极应对，放松相应部位，方法很简单：颈部有病时静下心来闭上眼睛心里不停的想脖子老粗老粗老粗老粗……，持续半小时左右；腰部不适时，同样想腰部老粗老粗老粗老粗即可……。同一体位工作一段时间要活动一下颈、胸、腰部关节，搬运东西时要做好心理准备、姿势准备。积极治疗相关疾病，积极预防骨质疏松，不要等到某些椎体瘪了再想着使劲治疗那就晚了几秋了。

10.3.8.4 积极预防治疗骨质疏松症

骨质疏松是以骨量减少、骨的微观结构退化为特征的，致使骨的脆性增加以及易于发生骨折的一种全身性骨骼疾病。临床表现为腰酸背痛、下肢肌肉痉挛、驼背、变矮，严重的容易骨折且不易愈合。骨质疏松症是一种常见的老年性疾病，目前已被世界卫组织（WHO）称为"无声无息的流行病"，在世界常见病、多发病中居第7位。据统计，目前我国骨质疏松症患者已超过1亿人，预计到2050年将达到2.12亿人。这是一个严重的社会问题，已经受到各国政府及医务界的高度重视。目前，骨质疏松症的治疗主要包括药物疗法、饮食疗法、物理疗法、运动疗法等。

防止钙丢失在防治骨病关节病中是不可替代的，当钙丢失出现骨质疏松时支撑软骨的骨质会塌陷，导致关节面不光滑，从而加速关节损伤，加速关节病的形成。就像沥青马路，要想保证路面平整就必需把路基做坚固，否则沥青路面很快就会高低不平的。为此适当适合的户外运动、适当地晒太阳是必要的。

骨质疏松症食疗是不可缺的，应选择含钙的豆类及豆制品、虾皮、奶制品，还有海带、海菜、乳酪、芹菜、木耳等。钙不是唯一能促进骨质生长的矿物质。新的研究表明，植物性成分异黄酮也可以增强骨密度。而豆制品（如豆腐）中含有丰富的异黄酮，并对机体表现出类似雌激素的作用。多食用黄豆类食品如豆浆、豆腐等对补充钙质、治疗骨质疏松十分有效。钙质除了可防治骨质疏松外，还有利于预防高血压、抗坏胆固醇和抑制癌症等，特别对于绝经期女性更有利。常食洋葱，最新研究报告指出，洋葱是最能够防止骨质流失的一种蔬菜。而洋葱还可以用来生吃或榨汁喝。根据医学实验，它更能发挥多种神奇疗效。坚果和果仁可以从多方面促进骨骼健康。杏仁、开心果和葵花籽都属于高钙食物。核桃和亚麻籽都富含 ω-3 脂肪酸。花生、杏仁含有的钾，有利于减少尿液中钙的流失。另外，坚果中含有的其他营养物质也对建立强壮的骨骼有益。干嚼黑芝麻就是把黑芝麻炒熟了，然后再磨成粉，每天饭前吃一小勺，干嚼，长期坚持。大多数的谷物、肉类、糖类、酒和鱼虾等食物属于酸性食物，而大多数水果、蔬菜是碱性食物，通常每天摄入酸性食物、碱性食物的比例应该是 1:4。如果摄入酸性食物过多就会出现骨质疏松，所以骨质疏松的预防要首先从每日的饮食中进行调整，避免过多的摄入盐以及蛋白质而造成对钙流失的增加。既然骨质疏松的产生是由于某些营养素的摄入量不足引起的，那利用科学的饮食来促进这些营养素的吸收是再好不过的了。中医认为，芝麻为五谷之首，具有补五脏、益气、长肌肉、填精益髓之功效。肾主骨，黑芝麻入肾，肾气胜，骨坚硬。当然，食疗只适用于保健和预防疾病，如果已经患了骨质疏松，或为了预防骨质疏松，还需在医生指导下进行药物治疗。

改变不良生活习惯。一些老年患者有吸烟、喝酒的不良生活习惯，这些不良习惯都会导致骨质疏松或者加重骨质疏松。例如：吸烟会对骨峰的形成产生影响，同时过量的饮酒会对骨骼的新陈代谢造成障碍，还有喝浓咖啡会增加尿钙的排泄，进而影响到人体的钙吸。保持良好的心情，老年人随着年龄的增加，会产生一些心理压力，而压力过大就会导致人体酸性物质沉积发生，酸性物质的沉淀会影响到人体的代谢。所以要让老年人保持良好的心情，认真倾听患者的感受，了解他们的心理活动和生活情况，对有心理问题的患者给以开导，帮助他们纠正心理失衡状态，鼓励他们参加社交活动，适当娱乐、听音乐、冥想，使情绪放松以减轻疼痛。好心情可帮助保持弱碱性的体质，可预防骨质疏松。

适当的药物补充，给予患者进行适当的药物补充，不同病因的骨质疏松症患者应根据情况选择合适的药物积极治疗，有效地预防骨质疏松性骨折。所以，合理应用药物预防和治疗骨质疏松症，减少骨折发生是一个相当重要的问题。可服用钙剂；维生素D3或阿法骨化醇或骨化三醇等；他汀类：辛伐他汀20mg每晚口服一次；阿司匹林100mg每天一次等。具体可参考下文：

治疗骨质疏松症药物按其作用主要分为三类（请在医生指导下应用）。（1）骨吸收抑制剂。①激素替代疗法。用于绝经后妇女骨质疏松症的治疗，已有70多年历史，国际上普遍接受该法，为防治绝经后骨质疏松症的首选疗法。常见药物有：尼尔雌醇、雌二醇、雌三醇、利维爱（替勃龙）等。②雌激素受体调节剂。是人工合成的类似雌激素的化合物，它与雌激素作用非常相似，但可完全拮抗雌激素对子宫和乳腺的刺激，不引起子宫内膜和乳腺细胞增生，不增加致癌危险。常见药物有雷洛昔芬每日1片，需长期应用。另外黄酮及其衍生物异黄酮是一种植物雌激素，结构与雌激素相似，具有雌激素样效应而无明显雌激素样副作用，对骨质疏松症具有确切的防治作用。其主要存在于大豆及其制品（如豆浆、豆腐）中，俗称大豆异黄酮。可用于绝经后妇女和老年性骨质疏松，对维持骨的柔韧性也具有一定作用，可避免或减少骨折的发生。目前，骨质疏松症治疗常用雌激素（激素替代治疗）作为绝经后女性主要的治疗方法之一。雌激素在全身多个部位均可发挥作用，具有多方面的效应，其中的某些副作用是绝经后妇女不需要或者是有害的。长期单独使用雌激素可使子宫内膜癌发生率增加，而联合应用雌激素与孕激素则可以预防子宫内膜癌的发生。乳腺癌与激素替代治疗的关系各文献报道不完全一致，多数认为连续使用5年以上时，乳腺癌的发生率升高。因此在使用激素替代治疗时应注意掌握以下原则：一.绝经后妇女如有绝经症状，又有骨质疏松症高危因素，应选用雌激素（子宫已切除）或雌、孕激素（子宫完整者）。二.对适应症范围妇女进行利弊评估，只要益处超过风险，就有应用价值。三绝经早期应用激素替代治疗，不仅可缓解症状，预防骨丢失，还因避免老龄化的影响，可能对心血管及脑起保护作用。四绝经后连续应用激素替代治疗5年是安全的，如需应用5年以上，经权衡利弊，在病人知道潜在风险的情况下，可以继续应用。五应用的最低有效剂量、药物种类及使用途径应个体化。③二膦酸盐是20世纪80年代开始应用于临床的新型骨吸收抑制剂，二膦酸盐与雌激素作用相似，但后者仅用于女性，而二膦酸盐男女均可使用。该类药物可分为3代：第一代有依替膦酸二钠，间隙、周期服用即每次一片（0.2克／片）、1日2次，二餐间服用，一般早10时、晚4时，2周后需停药11周为一周期，然后重新开始第二周期。停药期间需服用钙剂和维生素D。服药二小时内不可食用高钙食品（像牛奶及其奶制品）以及含矿物质的维生素或抗酸药。第二代有帕米膦酸钠，一般静脉用药；第三代有阿仑膦酸钠，口服每日一次10mg，或每周一次70mg，早餐前30分钟用至少200ml白开水送服，不要咀嚼。二膦酸盐类药物已发展成为最有效的骨吸收抑制剂。由于它能减少各种原因引起的骨吸收，因此被用来预防和治疗原发性骨质疏松症（老龄和绝经后）等。二膦酸盐能抑制骨的吸收，防止骨质丢失，增加钙的利用。骨质疏松症患者的骨密度能较快增加，能明显改善骨质疏松引起的骨痛症状。主张间歇性、周期性治疗，同时持续服钙剂。二膦酸盐的不良反应主要是胃肠道反应，如恶心、呕吐、腹痛、腹泻等。这可能是因为药物中所含氨基对消化道的刺激引起。因此，对食管炎、食管溃疡、糜烂、吞咽困难等患者禁用。④降钙素是人体调节骨钙代谢的一种内源性激素，是治疗伴有骨痛、高钙血症骨质疏松的首选药物，目前能够人工合成的有4种，即鲑鱼降钙素、鳗鱼降钙素、人降钙素和猪降钙素。前两种更为常用。

（2）骨形成促进剂：①甲状旁腺素：它是体内钙平衡的主要调

节者，对骨骼有合成作用，增加成骨细胞数量，减少其程序性死亡，促进骨形成，并显著减少松质骨的丢失及骨小梁厚度的减少。目前已有重组甲状旁腺激素上市。甲状旁腺素每天400U~600U，治疗6个月。②氟制剂：氟化物是一种强有力的骨形成刺激剂，有稳定骨盐晶体结构的作用，抑制骨质吸收。常见药物有氟化钠、单氟磷酸钙。③他汀类：如辛伐他汀20mg每晚口服一次。④雄性激素治疗：导致男性骨质疏松的病因很多，低睾酮是个重要的因素。有学者认为，血清睾酮水平与骨密度存在正相关，提示睾酮在男性骨质疏松中的重要作用，其对正常骨生长、代谢，骨量维持起到重要的调节作用。这种作用是通过自身受体介导的。一根据成盐的性质分成三类即无机钙如碳酸钙、氯化钙等；有机钙如乳酸钙、枸橼酸钙、氨基酸鳌合钙等；天然生物钙如活性钙、盖天力、龙牡壮骨冲剂等。二依据钙制剂的发展过程将其分为三代。第一代有乳酸钙、葡萄糖酸钙等制剂的，在成骨细胞表面，发现雄性激素受体并证实了雄性激素参与了成骨细胞的一系列功能。⑤阿司匹林（AS）：阿司匹林除了常见的解热镇痛、抗血栓形成的作用外，有报道发现低剂量的阿司匹林可改善骨骼的微观结构，增加单位骨量，还可增加皮质骨体积，使骨结构变粗，从而使皮质骨的骨量和质量均能有效提高。⑥其他：维生素K每天5mg。

（3）骨矿化药品。①钙剂：预防骨质疏松或骨质疏松患者要科学地补钙，补充钙和（或）维生素D能减少绝经后妇女骨量丢失和发生摔倒的危险。目前对于补充钙剂和维生素D在防治骨质疏松症中的地位基本达到国际共识，即对摄钙不足的人群补充钙剂和维生素D是有益的，是防治骨质疏松症的基础措施。但降低骨折危险的作用是微弱的，因此单纯补钙不是防治骨质疏松症的唯一和全部措施，而是基础措施之一。同时还应当注重营养、锻炼、接触阳光等健康的生活方式。对于有明确危险因素的骨质疏松症高危人群或已经是骨质疏松症的患者，除补钙外，需要与其他抗骨质疏松症的药物及治疗措施联合应用。总之，钙不仅是维持骨健康的基本元素，也是参与全身多系统生理功能的重要物质。尽管单纯补充钙剂不是防治骨质疏松的全部措施，但的确是重要的基础措施。因此，钙不能不补，也不能滥补。科学合理地选择钙剂和补充钙剂，才能真正地做到既安全又受益。钙制剂有以下几种及中药龙骨、牡蛎等，其特点是溶解度较低、吸收较差，吸收率均在30%~40%；第二代为活性钙及以活性钙为主要原料的制剂，其特点是对胃肠道刺激性大、生物利用度低，且有些生物钙的制剂中含有对机体的有害的元素，如镉、铋、铅等，长期服用会产生潜在的重金属中毒的可能；第三代为超微粉化碳酸钙制剂和氨基酸钙制剂，如纳米钙、L—天冬酸钙等，其特点是溶解性好、吸收度好（其吸收率一般为60%~80%，也有达90%以上者）、生物利用度高、对胃肠道刺激小，是目前较理想的补钙制剂。三按其组分分为单纯钙及复合钙两类：单纯钙是以碳酸钙、氯化钙、葡萄糖酸钙等其中的某一钙盐作为主体，再与辅料加工而成；复合钙剂是以2种以上的钙盐与酵母及各种维生素组成的（如维丁钙、巨能钙等）以增加钙的吸收，此类制剂是一种很有潜力的制剂。补钙原则上应以饮食补钙为主，增加富含钙质的食物供给量，一般不应提倡用钙剂来补充营养或代替食物补钙。经常接受日光照射和适量运动，可促进钙的吸收以增强体内骨钙的含量。对特殊群体，参考我国钙的每日供给量标准计算：每日补充钙量等于钙推荐供给量减去每日膳食钙量。根据情况适当补充不同剂型的钙剂，对儿童、孕妇、产妇、哺乳期妇女和老年性骨质疏松的治疗补钙，应同时注意必须予以适量维生素D。②维生素D及其衍生物：维生素D是促进人体钙吸收的重要元素，原发性骨质疏松症患者都存在钙剂的生成和代谢障碍，导致活性维生素D的减少，因此必须加以补充。常见药物有活性维生素D3、阿法骨化醇、骨化三醇等。

11.避免或减少毒素吸收增加毒素排泄

11.1 人体垃圾

人体垃圾是些什么？"只有过量会形成人体垃圾。"16世纪的德国著名医生帕拉塞尔萨斯如是说。即使像蛋白质、脂肪等人体不可或缺的物质，如果摄入过多，超过人体负担的界限，也会转而变成"垃圾"。而且这种情况形成的"垃圾"不是少见。

医学研究发现：人体内的垃圾只有20%可以通过排便的方式排出，其余80%存积在血液中，单靠排便是排不掉的，国外一些人体保健专家和学者断言：任何人，如果他不严格遵循科学的饮食准则，在吃喝上放纵自己，如果不能保持积极健康的生活方式，不能做到经常地、定期地清理自己的机体，那么，在他身体内部一定存在大量垃圾！

实际上，在人的所有组织器官中，包括血液、淋巴、皮肤乃至在每一个细胞中都存在不同的垃圾。最常见的：

11.1.1 自由基

自由基是对人体危害最大的内生人体垃圾。这种物质是人体内氧化反应的产物，它们源源不断地产生，又不停地参与到人体的各种生理和病理过程中去。在人体的衰老过程和许多酶反应以及药理和毒理作用中，它们都起着重要的作用，还会损害人体内的蛋白质、脂肪、DNA、RNA等，并导致许多细胞的癌变或者死亡。减少自由基产生及加速自由基清除避免自由基危害是养生第一要素。见相关章节。

11.1.2 宿便

人体的肠道绵长且多褶皱，许多残余的废物滞留在肠道褶皱内，无法及时排出体外，就形成了宿便。中医认为宿便中所含的人体垃圾是万病之源。如果粪便产生后，不能在 12~24 小时的时间里离开人体，就会在肠道内腐烂变质，成为细菌的滋生蓄积地。宿便在人体内停留的时间一长，其中的人体垃圾可能重新被肠道吸收，再次危害人体。所以，宿便在体内停留时间越长，对人体危害也就越大。人体新陈代谢可产生 400 多种化学废物，每人每天要排出细菌、病毒、寄生虫卵等约 400 亿个；而人体大便中 2/3 是杂菌和致病菌，如果 24 小时不能排出，它就能繁殖出更多的病菌。

11.1.3 过多的胆固醇

人体内的胆固醇绝大部分由肝脏制造，其余部分从食物中摄取。胆固醇是人体发育过程中不可缺少的物质，所以并不能说对人体完全有害。只有当体内的胆固醇量过高时，才会对人体造成危害。人体内过多的胆固醇沉积在血管壁上，会使血管逐渐变窄，从而导致高血压病和心血管闭塞，发展成冠心病和脑动脉粥样硬化等症。现代人的疾病越来越多，许多诸如心脏血管病、高血压病、糖尿病等老年病越来越呈现年轻化趋势，而更多的年轻人则一直处在亚健康的烦恼之中，应与此有关。

要降低胆固醇，可以每天吃一些苹果、橘类、豆类、木耳、冬菇、胡桃、杏仁等食物。吃燕麦片也能收到很好的效果，每天食用大半杯燕麦片，可以将体内总胆固醇含量降低 4%~8%。要有效降低胆固醇应遵守：热量限制；遵守：体内有机物都是可以燃烧的。见相关章节。

11.1.4 过多的脂肪

摄入含量过高营养和过高脂肪的食物,运动量不大,这样很容易导致血液黏稠。

随着血液的黏度增高,血液会变稠,流动速度也会随之减慢,造成大量脂质沉积在血管内壁,使各器官供氧不足,导致头晕、困倦、记忆力减退。日积月累,当年轻人开始步入中年甚至老年时,这些平时沉积的脂质块与衰老脱落的细胞、细胞碎屑聚集在一起,容易形成血栓阻塞血管,使依赖该血管供血的组织缺血与坏死,引起脑栓塞、心肌梗死等病。

要降低血液黏稠度,减少热量摄入是第一重要的,多吃一些蔬菜和水果,降低脂肪。黑木耳具有降脂作用,长期食用可以有效防止血栓形成。此外,经常吃一些含维生素 C 食物,多参加运动消耗脂肪,因熬夜而消耗体液后多补充水分,也都有防止血液黏稠的作用。要有效降低血液粘稠度亦应遵守:体内有机物都是可以燃烧的。见相关章节。

11.1.5 尿酸

尿酸是构成细胞核核酸成分的叫做"嘌呤"的物质代谢后的产物,主要由肾脏排出。如果尿酸产生过多,或者排出不畅,就会沉积在人体软组织或者关节中,容易引起关节处红肿、酸痛、发热、关节变形等。

要调节身体中的尿酸含量,应当多喝水,少饮酒,不要摄入过多脂肪和蛋白质。要降低尿酸,还可以采用减少嘌呤摄入量的办法。嘌呤含量较低的食物有蔬菜、瓜果、蛋、奶、米、麦等,而含量较高的则有动物肝脏、鱼类、虾类、香菇、黄豆、酵母粉等。要有效降低血液中的尿酸亦应遵守:体内有机物都是可以燃烧的。见相关章节。

11.1.6 其他

被致病微生物感染的组织、受损的细胞器、变性的细胞像癌细胞等更是对人体造成危害的垃圾,要清除这些垃圾,亦应遵循:体内有机物都是可以燃烧的。见相关章节。

11.2 人体垃圾来源

11.2.1 环境

今天,大概没有人怀疑我们的外部生态环境正在严重恶化。人类时时刻刻离不开的空气、水和食品,广泛地受到工业生产及人类其他活动的污染,污染的程度已严重危及人类本身生存的安全。污染是世界性问题,我们生存的家园——中国的状况如何?众所周知,近几年,世界卫生组织公布的全世界受污染最严重的10个大城市中,中国占7个,全国受污染状况由此可见一斑。要想彻底解决环境问题,人类就必需厉行节约,人就必需限制自己不断膨胀的物质欲望,减少自己的物质消耗。发扬节约光荣,浪费可耻的良好风尚。

受到污染的空气、水和食品,对人体会产生很大的危害:来自空气中的氮氧化物、二氧化硫、臭氧、可吸入悬浮颗粒物、一氧化碳、重金属;来自饮水中的氯、某些重金属、人体无法吸收的无机盐类;来自粮食、蔬菜和水果中残留的农药的有毒化合物、硝酸盐以及重金属等,都是对人体有毒的物质。人体摄入这类有毒物质,在患病因素中占多大比重呢?在国外医学统计数字中,有的认为占18%~20%,有的认为占40%,而德国福尔里博士用食品测得的数据是70%!

11.2.1.1 从空气中来的垃圾

空气是人类赖以生存的重要物质之一。人呼吸空气进行气体交换,从空气吸入生命活动所必需的氧,向空气排出代谢过程中所产生的二氧化碳等废气。生活在地球上的人类绝对离不开空气——从婴儿第一声啼哭、两肺张开之日起，直至生命终结。

空气对于人类的生存极为重要。但是，人类生活和生产活动中产生的大量有害气体，不断地排入空气中。据测定，目前世界各地每年向大气层排放的有毒尘埃达2.5亿吨，二氧化硫达1.4亿吨。严重的空气污染破坏了臭氧层，使人类居住环境日益恶化，直接威胁了生态平衡和人类的生存。

空气中的主要污染物质是一氧化碳、碳氢化合物、二氧化硫、臭氧、各种悬浮颗粒物像PM2.5等。要彻底改善我国空气环境质量，防止环境污染，保持生态平衡，还人们一个自然状态的清新空气，保障人类社会健康地发展，还需要大家共同努力。但是，在有害空气、有毒污染源还未彻底清除前，为了身体健康、预防疾病，我们应该了解一些清除人体垃圾、防毒的方法，让吸进机体内的有害、有毒物质及时有效地排出体外，让我们能更健康地生活与工作。雾霾天不宜外出，不得已要戴口罩防护。在有尘埃环境中工作或停留一定要佩戴防护措施，你一定要记住尘埃吸入肺是呼不出去的。

据观察，在厨房炒菜时，油锅加热到沸点（冒青烟），油温可高达280℃，容易产生一些强致癌物质，这是引起妇女肺癌的一个不可忽视的重要因素。

在室内吸烟，尤其是在冬天门窗紧闭的环境里，室内不仅充满了人体呼出的二氧化碳，还有吸烟者呼出来的一氧化碳，会使人感到头痛、倦怠、工作效率下降，更为严重的是在吸烟者吐出来的冷烟雾中，烟焦油和烟碱的含量比吸烟者吸入的热烟多1倍、苯并芘多2倍、一氧化碳多4倍、氨多50倍。因此，在吸烟的室内生活，易使人出现亚健康状态。更为严重的是吸烟的人与不吸烟的人相比，在这样的环境里发生肺癌的危险性高8~12倍、喉癌高8倍、食管癌高6倍、膀胱癌高4倍。

香烟烟雾由气体和微粒组成，其中气体部分占92%，微粒部分占8%。微粒部分主要有毒成分是尼古丁，一支纸烟里含有0.5~3毫克尼古丁，它是烈性人体垃圾，有人认为它的急性中毒作用可与氰氢酸相比拟。用一根玻璃棒，蘸上尼古丁靠近小鸟嘴边，小鸟会即刻死亡。一支纸烟中的尼古丁，可以毒死一只小白鼠。注射相当于25支纸烟中所含的尼古丁，可以毒死一头牛。注射相当于20支纸烟中所含的尼古丁，可以毒死一个人。人若连续吸20支纸烟，可以引起急性尼古丁中毒。

所以，在室内最好不要吸烟，炒菜时油温不要过高，排油烟机一定要时时处于最佳工作状态，一定把门或窗打开，以保证厨房内通风透气，减少对人体的危害。没有门窗打开进气，抽油烟机的排烟效能将大打折扣。

11.2.1.2 从不洁的水源中来的人体垃圾

水是一切生命之源。水是人体生命活动中必不可少的重要物质，机体组织的65%左右由水组成，血液的80%是水。水是许多物质的溶剂，在整个生命过程中，水总是川流不息地循环于全身，把生命所必需的各种营养物质如氨基酸、葡萄糖、脂类、维生素、各种激素、酶及氧等，输送到全身，供应各种细胞组织，同时也带走许多代谢废物及人体垃圾。如二氧化碳、尿素、尿酸、肌酐等，经肺脏和肾脏等排出。水还起调节体温的作用，只有通过汗腺不自觉蒸发，带走热量，才能使人体体温一直保持在37℃左右。水还能润滑组织细胞：眼眶内的水分可润滑眼球；唾液与胃液可以帮助吞咽和消化食物；肺部湿润有水分，才能呼吸。从水中来的垃圾，主要是水污染所致，像超标的重金属等。

11.2.1.3 家用电器

家用电器步入百姓家庭，无疑给人们带来了方便与欢乐，可是，不知不觉中也给人们带来了电磁污染。电磁污染是20世纪继生物污染、工业污染后的又一污染。据医学家观察，电磁辐射对人体的危害，表现为热效应和非热效应两大方面。这两种效应都会使人体内氧自由基增多，日积月累将诱发癌变。据美国权威的华盛顿技术评定处报告，家用电器发生的电磁波对人体细胞有损害。例如，长时间使用电热毯的女性，除了烦躁、心神不安、心慌、精神不振、食欲不佳等亚健康表现外，还会使月经周期改变。孕妇频繁使用电炉，会增加婴儿肿瘤发生率。为了预防电磁波对人体的危害，一是要与家用电器保持一定的距离，离得越远，受电磁波危害越小；二是一些会产生电磁的家用电器，如收音机、电视机、电脑、电冰箱等，最好不要摆放在卧室内，或者尽可能减少其数量；三是使用家用电器时，应观察是否有电子雾干扰，一经发现，应立即停止使用。此外，尽可能少用移动电话，避免多种家用电器同时启用，以防形成较强电磁波。同时要注意营养，多食含维生素 A 和维生素 C 高的水果、蔬菜，以减少电磁污染对人体的伤害。

11.2.2 从药物中来的人体垃圾

有些人为了养生益寿，滥用补药、补品，或为了治病，用药过多、过量、过杂而产生某些毒性不良反应，也会危及健康。这就是人们常说的"过补成毒，药也为毒"。

长期服用药物及用药不当导致中毒，能引起营养不良，医学上称药物性营养不良。药物可影响人体对某些营养成分的吸收、合成、代谢和排泄等过程。近年来，这种营养不良的发生率正在逐年增加。比如说，长期服用磺胺药及某些广谱抗生素而引发的继发性感染，就是因为抑制肠道内正常菌群的生长，而使其他一些致病菌繁殖生长。正常菌群有帮助机体合成维生素的功能，其数目减少，就会造成机体维生素 K 的缺乏。

药物性营养不良的主要表现为维生素或矿物质的缺乏，有些也可导致脂肪、蛋白质及糖类的消化吸收障碍，久而久之可造成多种营养缺乏。

请在专业医生指导下用药。

11.2.3 从食物中来的人体垃圾

人们为了生存和繁殖后代，必须摄取各种食物，通过消化、吸收和新陈代谢，以维持身体的生长、发育和正常的生理功能。

只是在人类生活日益趋向健康化的今天，我们必须赋予"病从口入"以新的内容。它不仅表明饮食营养不当会给人体健康造成影响，而且还要注意饮食是某些传染病和食物中毒的媒介，会对人体健康造成危害。人没有食物充饥，就不能维持正常的生理功能，就不能维持生命。摄取食物是人的本能，是维持生命的基本条件。然而，工业化生产在给人们带来物质文明的同时，也给人类赖以生存的环境造成种种污染，如工业"三废"的排放，农药化肥的施用等。这些有毒物质对空气、水源、土壤及粮食、家禽、家畜、蔬果等食物造成了污染。人会不知不觉地吃进这些被污染了的食物，时间久了，积少成多会引起慢性中毒。若食物污染严重，一次或数次摄入的人体垃圾过多，就会引起急性中毒，严重者可危及生命。据有关研究证明，某些重金属元素或其他自然界不能降解的有毒物质，在自然环境中的起始浓度并不高，但经过食物链逐渐放大，进入人体后，可能提高到数十倍、数百倍，对人体健康的危害很大。

为了发展农业生产，增加产量，使用农药的数量与种类日渐增多，有机磷农药是目前农业生产中使用最广泛的杀虫剂。这些杀虫剂的使用，对粮食、蔬果的增产起到了重要的作用。但是，目前高效杀虫剂的新品种不断涌现，对人体的毒害作用也日渐加深。一般来说，杀虫剂的效率越高，对环境的污染也越严重，对人体的毒害作用也越大。这些农药很容易扩散，在环境中长期留存，而且与聚氯乙烯一样，往往会积聚在生物组织内，特别是人和动物的脂肪组织内。

重金属的污染也不能忽视。我国某些土地污染，是由于有色金属矿及其冶炼工厂排放的污水所致。农作物种在这些被污染的土地上，通过食物链，一旦进入人体，对健康就有危害。在各种重金属中，镉污染比较突出，其次为汞污染。一般受重金属污染的蔬菜和瓜果类味道较差，易腐烂；稻米的光泽变暗，黏性降低，有异味。

现代人选择食品的时候，常要求色、香、味俱全，因而在食品制作加工过程中往往加入色素、香料、糖精、味精和防腐剂等添加剂。食品中的色素除少数属天然色素外，大都是人工合成色素。人工合成色素是以煤焦油为原料制成的，属于偶氮化合物，某些有致癌作用。英国一位专门研究食品添加剂的教授认为，任何一种添加剂的个别影响是小的，但把它们的影响加在一起，就可能很大了。所以，为了自己的身体健康，平时要少吃用人工添加剂加工的食品。在购买食品时，对那些颜色过分鲜艳、色度很深口味过重的食品，要提高警惕，以免摄入过多的人工合成色素或非食用色素，给人体造成危害。

在食品生产加工、储存过程中，如不小心、不科学，这些食品还可能会遭到霉菌侵袭。人们吃了这种食物，不仅营养价值低，而且还影响人体健康，甚至危及生命。例如黄曲霉素就是一种很强的致癌物质，粮食、花生仁等发霉时会产生黄曲霉素，常吃可导致肝癌、胃癌。针对黄曲霉素的危害，有些国家严格规定每千克食品中黄曲霉素的限量在30微克以下，并对生、熟食品进行严格的检查。因此，发霉变质的食品，绝对不能吃，避免给身体带来危害。

咸鱼、腊肠、腊肉、火腿、熏肉、熏鱼，确实具有特殊风味。可是，从卫生和营养学的角度来说，这些食品对于人体健康都是弊多于利。据有关研究表明，广东鼻咽癌发病率高的原因，可能与当地人爱吃咸鱼有关。因为鱼含有甲胺类衍生物，会与腌制时加入的硝（亚硝酸钠）发生作用，产生微量的亚硝胺。用硝熏制的腊肉、腊肠、火腿也有微量的亚硝胺，而亚硝胺是一种致癌物质。熏鱼、熏肉的烟里带有微量的苯并芘，它也是一种强烈的致癌物质。

随着经济的发展，人们生活水平的提高，某些营养素摄入过多也会成为危害健康的"毒物"。如蛋白质、脂肪、糖类、矿物质、维生素及纤维素等过多摄入，均会引起中毒或营养失衡而损害健康。

营养过剩是导致目前常见病的主要原因，像冠心病、高血压、糖尿病、高脂血症、高尿酸血症等，也可以说是食物过剩引起的。不论什么好吃有营养的东西，吃多了，特别是长期吃多，都可能成为病因，都可以视为毒饵，在体内多余就是垃圾。这也是我们所见的富贵病每年在快速增多的根本。

11.2.4 从人体中来的人体垃圾

那么体内的人体垃圾是怎样产生的呢？

由于现代生活节奏加快，压力增大，人们长期处于紧张繁忙的工作、生活状态，一旦超过人体自身的生理调节范围，就会对机体产生不良的影响，进而产生人体垃圾，影响大脑中 5-羟色胺、多巴胺等神经递质的分布及数量，可以导致烦躁、失眠、抑郁、厌食、面色晦暗眼圈发黑等症。

11.2.4.1 饮食失宜

正常的饮食是人体摄取营养成分、维持生命活动的最基本条件。但饮食失宜又常常会转化为人体垃圾，对身体造成不良的影响。诸如食品结构不合理：摄取高脂肪、高糖、高盐、高胆固醇，食用植物食品和生鲜有活性的食品过少，吃得偏多，过饱；"垃圾食品"和"死亡食品"在餐桌上唱主角（所谓"垃圾食品"是指天然食品经过精细加工和高温加工，使 90% 以上营养成分遭到破坏的食品；所谓"死亡食品"，是指经过上述两道加工，使天然食品内的酶和其他活性物质及能量均被消灭的食品）。又如长期过量吃肉、饮酒、吃海鲜等，使营养过剩，脂肪在体内堆积，血管硬化、脂肪肝、高脂血症就接踵而来。更为严重的是由于进食过多，进食热量远超过当时身体需要量，热量过剩自由基产生增多，清除自由基能力下降，自由基损伤加速衰老加快。参考上文。

11.2.4.2 长期熬夜

充足的睡眠是人体健康的保证。若长期熬夜或睡眠严重不足，使人体组织器官修复时间不足，可引起中枢神经系统、内分泌系统、免疫系统功能紊乱，激素分泌失调，机体代谢障碍而产生各种人体垃圾，从而出现神疲乏力、气短、面色无华、食欲不振、口臭、腹痛、腹胀、便秘、皮肤色素沉着、皮肤干燥、脱发等过早衰老的症状。详见第十章。

11.2.4.3 体质因素

有某些遗传因素的人容易发生机体代谢紊乱（如果不满足条件也很难发生），使正常的生理性物质转化为对机体不利的人体垃圾。如葡萄糖是人体主要热能来源之一，但糖代谢紊乱导致血糖过高，则对人产生危害；脂肪为人体所必需，一旦脂肪代谢紊乱，血脂过高，反而有害健康。另外，代谢产物不能及时排出体外，也会成为毒，最常见的是便秘。代谢产生的人体垃圾不能及时排出体外，被机体过度吸收，可引发多种疾病。由于体质原因产生的致敏物，而引起的自身免疫性疾病等。

代谢过程产生的垃圾是至关重要的，见《自由基》、《如何降低人体的新陈代谢》、《体内有机物都是可以燃烧的》等相关章节。

以上种种，都是人体垃圾的毒源。这里面有些是我们可以避免的，但有些则是避之不及的，我们只能用清除人体垃圾清洁法来清理，以保持身体健康。

俄罗斯著名养生专家安德烈耶夫说："一切疾病的主要原因和

根源，就在于人的身体在不同层次上积滞了各种垃圾。"

11.3 如何减少垃圾的产生吸收增加排泄

11.3.1 避免吸烟及不良习惯

避免吸烟、熬夜、过度饮食等不良习惯是常规，是必要的，是不言而喻的。相关章节已经详述，减少体内自由基的产生是至关重要的。

11.3.2 避免接触有毒物质

不论你身体多强壮，当你接触有毒物质足量及足够时间时都会对身体带来伤害。像在屋子里烧炭火不通风引起的煤气中毒（一氧化碳中毒）；装饰房子甲醛超标长期居住或长期从事接触甲醛不防护可引起血液病、恶性肿瘤等；粉尘环境下不加以防护可引起尘肺；长期处于油烟环境不给以有效通风，可引起肺部疾病；长期接触放射线不加以防护也可以引起血液病、恶性肿瘤等。这些都可以缩短寿命或直接导致死亡。若不得已的情况应加强保护，不能以为当时无，适就放松警惕，一旦出现症状可能就没有机会了，后悔药是没有地方卖的。参考相关章节。

11.3.3 献血给自己带来健康赋予他人生命

献血的好处相关章节已说明，是利己、利民、利国之善事。在此不免再重复一下。发现没有，定期献血者无论男女都显得精神饱满，健康明朗，这样的身心状态，无不得益于献血的好处。以下的献血之益也是吸引成千上万的人献血的理由。

定期献血可预防心脑血管疾病。有关专家对反复献血组26例与急性脑梗塞患者22例的血流变学各项均值做了比较。结果表明：反复献血组的全血粘度、红细胞压积、纤维蛋白原、红细胞电泳，均较正常值明显降低，而尤以红细胞压积最为明显，提示反复献血组的血液粘滞性下降；而急性脑梗塞患者组的上述指标均较正常值高，提示脑梗塞患者存在着高粘血症。因此，反复一定量的献血会使血液粘滞性下降，对预防心脑血管疾病有积极意义。

经常献血可提高造血功能。自胎儿出生后，骨髓就成为主要的造血器官。随着年龄增长，造血功能和血细胞生成率逐渐下降。献血后，由于血细胞数量减少，对骨髓产生反馈作用，促使骨髓储备的成熟血细胞释放，并刺激骨髓造血组织，促使血细胞的生成，经常按规定定期限献血，就可使骨髓保持活力。

经常献血可降低血脂。人们由于体力活动减少和生活水平提高，体内积存了越来越多的脂肪。好多人的血脂长期处于较高水平，俗称"血稠"。"血稠"的结果就是脂肪一层层附着在人的血管壁上，最后导致动脉硬化，血管弹性降低，形成心脑血管病。而经常献血，减少了体内一部分粘稠的血液，再通过正常的饮水，填充了血容量，使血液自然稀释，血脂就会下降，也就减轻了动脉硬化的隐患。

可预防心脏病。科学研究证实，从不献血者比经常献血者的心脏病发病率竟要高出2倍之多。专家们对此解释说，血液中过剩的铁和铜都会起到加剧血中脂肪氧化的作用，而血脂氧化恰恰是导致心脏病的重要因素，而适量献血恰恰可使血液中的含铁量大为降低。因此，适量献血对部分健康成年人（特别是男性成年人），有意想不到的预防心脏病之效。

可减少癌症发生率。铁质是人体不可缺少的微量元素，但过高又绝非好事。那么，人类如何排出过多的铁质以减少罹患癌症的几率呢？医学专家认为，唯一的方法是通过流血排除过多铁质。因而鼓励体内铁质含量过高的人可以定期献血，这样，对人对己都有好处。

适量献血有益长寿。科学献血，可增强免疫力和抗病能力，还会刺激人体骨髓造血器官，使其始终保持青春时期一样旺盛的造血状态，收到延年益寿的效果。据报道，有人对66岁以上的332名曾献血者与同样条件的399名未曾献血者作了比较，结果曾献血者存活率显著高于未曾献血者，献血总量较多的存活年龄更长。

献血应注意哪些事项：据科学测定，成年健康人一次献血200~400毫升所失去的血细胞在30天内就能得到全部补充。因此，只要遵守科学献血原则，所有顾虑都可丢掉。

11.3.4 把排大便当政治任务完成

国内外研究有关人体衰老的学者认为，食物残渣久滞肠道，并在肠道发酵腐败，产生人体垃圾，这些人体垃圾被肠壁吸收，进入血液，可造成人体自身中毒，从而引起脏器衰老。所以，采用通便清除人体垃圾法，能及时地把粪便排出体外，能够缩短有害人体垃圾在肠内停留时间，也就大大减少了肠道对人体垃圾的吸收。故通便清除人体垃圾对延缓人体衰老有很好的功用。

把每天解大便当事儿，用共产党人的话说把它当政治任务完成。大便在体内宿积对你来说有百害而无一利，它可以加重肝脏负担、加重或诱发胆囊炎、诱发或加重憋喘、增加体内毒素吸收。保持每天至少一次大便是政治任务。下面的方法有一种或几种适应你：

11.3.4.1 养成定时大便的习惯

养成定时大便的好习惯。在大便时不宜太用力，如大便时太用力，则易扰乱大肠的功能。尤其是高血压、脑动脉硬化等病人，由于用力会使腹压、血压升高，易诱发脑卒中，此外因静脉充血，易形成痔疮等疾病。

11.3.4.2 按摩通便

一般按摩多在晚上临睡前与早晨起床前各做一次。具体方法如下：先将两手掌相互摩擦至发热，再把左手掌放在右手背上，右手掌放在上腹部心窝（剑突下）处，先由左向右旋转按摩15次；然后在下腹部依上法，左右各旋转按摩 15 次。做完上、下腹部的按摩之后，再从心窝处（剑突下）向下推，直至耻骨联合处，做 20 次左右。按摩手法要轻，不可过分用力，做按摩时需先排空小便，过饱时不宜做，全身肌肉要放松，一定要把思想集中到排便意念上。按摩时常有腹中肠鸣、排气等。

11.3.4.3 每天早晨空腹喝几杯水

可以是白开水、蜂蜜水、果汁、茶水，最好是冷喝，一饮而尽。如果你以前没有应用该法或这习惯，最好你循序渐进进行，以免导致不适。

11.3.4.4 简方

银耳 20~30 克，蜂蜜少许，水 300 毫升左右，晚上煮好次日饮服，最好是冷服。

11.3.4.5 短暂不食蛋白质食物

如豆制品、奶、蛋、肉、鱼等。多食海带、木耳、银耳、菠菜、芹菜等。

11.3.4.6 生吃一些食物

如地瓜、西部产的大枣（必需干硬而饱满的）等。

11.3.4.7 临时服用泻药

实在不行可用泻药如酚酞 1~2 片、乳果糖 1~2 包或冲服芒硝 3~6 克或泡服大黄 3~30 克、番泻叶 2~5 克等，剂量因人而异，从小剂量开始，找到适合自己的剂量。

11.3.4.8 进食有益菌

乳酸菌、双歧杆菌酸奶，或服用其制剂。

11.3.4.9 若大便干结或有条件可以行下法

清洁灌肠用肥皂水、生理盐水、大黄水等，清洁灌肠。

制备清洗大肠的灌肠液，应遵循以下原则：第一，要有能力洗涮、荡涤肠壁上的积垢；第二，有助于使人体内环境的 pH 值（酸碱度）保持正常；第三，能抑制肠内使人致病的微生物菌落，而又不影响有利于人体有益的微生物。目前，各国人体清理专家们最常用并且符合上述三原则的灌肠液，就是在温开水中添加一定比例的天然柠檬汁，或食用柠檬酸、苹果醋、大蒜汁、酸奶乳清，在某些情况下也使用甘菊液或药食同源、无毒副作用的植物汁。外国有些有名望的人体清理专家还主张用人尿或浓缩的人尿。关于灌肠液的具体选择和配制，我们在下文中结合不同的灌肠方法再另行一一介绍。

（1）. 翁科尔灌肠法

翁科尔博士是著名的美国天然疗法专家，活了110岁。他制订的灌肠法迄今仍广泛采用。因其灌肠液较易为大众所接受（与使用尿液灌肠相比），所以，至今广大洗肠群体仍首选他的灌肠法。

灌肠的最好时间是5:00~7:00，在这一时间进行，最有利于大肠将灌入的液体连同其他肠容物（积垢、垃圾）统统排出体外。当然，如果在早晨无条件做灌肠的话，选择晚上或其他时间也可以。

在灌肠之前，最好自然排便一次，要尽量排空大便，腾空直肠，然后再做灌肠。

翁科尔灌肠方法，其灌肠液按以下方法制备：

应提前准备好温度为37~39℃的温开水，将其倒入搪瓷灌肠器中。初次灌肠者的温开水的用量，对于成年人来说，可用1.8~2.0升。注意：操作时，为使肠液不从软管中流出，一定要使插入肛门一端的软管头的高度高出灌肠器中的水平面。把搪瓷灌肠缸放在高度80厘米的小桌子上，在倒入温水前，先将软管这一端斜插入搪瓷灌肠器上缘侧部的大孔中，这样，灌肠液就流不出来了。

然后，将2个新鲜柠檬洗净后粉碎，用洁净白纱布挤压出2汤匙柠檬汁，将此汁加入搪瓷灌肠缸内的温水中并搅拌一下。

如果买不到新鲜柠檬，可以用苹果醋1~2汤匙代替柠檬汁。如果买不到苹果醋，可到化工商店买0.5千克食用柠檬酸，每次用半汤匙柠檬酸结晶物倒入灌肠缸中，令其溶化，加以搅拌。

加入柠檬或柠檬汁后，如果能将灌肠液的 pH 值调节到稍低于 5.5，那就是比较理想的灌肠液了。这是因为，这样可以抑制大部分腐败细菌的繁殖。如果没有 pH 试剂，那么只照上述方法添加柠檬汁，也是可以的。创造酸性环境是为了抑制肠道中的腐败细菌。

为了更有效地抑制肠道中的致病细菌，还可用 2 个中等大的蒜瓣儿，切碎成末，用少许凉开水浸一会儿，榨汁过滤后去掉蒜末，将蒜汁加入灌肠缸内的温水中稍加搅拌。

加入温水中的柠檬汁和蒜汁，虽然数量要求不很严格，但切不可以主观随意加减。上述用量是基于一定科学道理制定的。它们的作用，不仅在于抑制肠道中腐败细菌和致病细菌，而且对于减少肠中积垢，为肠道有益微生物保持健康的生存环境以及对于降低胆固醇等方面，都有积极作用。

这样，灌肠液就完全制备好。

灌肠的具体操作方法如下：

如果买的软管上安装有带开关的硬塑料制成的肛门插管，最好卸下不用。根据实践经验，只用软管直接插入肛门效果更好。要将插入肛门一端的软管开口处磨得更圆滑些，使用时，为增加润滑，应将插入肛门一端管头部分抹上少许食用油，涂抹部的长度应为 15~25 厘米，即相当于插入肛门的深度。

将灌肠缸置于距地面 80 厘米的小桌子上，灌肠者下半身裸着，用右手（或左手）轻轻捏住抹油的软管末端，使其慢慢下降，当软管末端的高度降至与灌肠缸中的水平面相同时，会看到灌肠液出现在管口处，此时，软管中灌满了灌肠液，立即用夹子或止血钳夹紧软管，勿使灌肠液流出。下一步操作是：灌肠者取肘膝跪卧式，即双膝跪于软垫上，一只前肘和前臂扶在铺有纸的桌旁地面上，臀部要高于头部，持抹油软管末端的另一只手要轻柔地、稍加旋转地将软管徐徐插入肛门内，深度为15~25厘米（少年儿童为5~10厘米）。对有痔疮者，插入软管时，应注意动作轻柔。然后，打开夹子或止血钳，双前臂均以肘部支撑于地面上，令灌肠液靠本身的重力向下自由灌入大肠。当感觉到液体进入大肠后，腹部要放松，不要有任何紧张感，与此同时，要用嘴用力长时间吸气，吸满气后再用口（也可用鼻）迅速呼出。这样一吸一呼做7~8次后，稍停一会再做7~8次，用力吸气的目的是扩张腹部，使大肠放松，使灌肠液顺利进入大肠深部。

在顺利情况下，特别是在已做过若干次灌肠后，1.4~1.6升的灌肠液在30~40秒钟内就可灌完。但是，初次做灌肠不会这样顺畅，而且也不宜将灌肠液过快地灌完。这是因为，有一部分人在灌肠液还未全部灌完时，就感到肠内疼痛。疼痛的原因是由于灌肠液进入过快使大肠的某小段过分膨胀。遇到这种情况，不应该也没有必要担心，一定要坚持一下，一般不到1分钟，疼痛就完全缓解了。

在遇到腹内有疼感或感到难以控制排便要求时，应马上用夹子或止血钳夹紧输液管，使灌肠液暂时中止灌入。此时，可直起身来，但不要从肛门中抽出软管，用空闲的另一只手由下往上按摩腹部，尽全力控制住排便感，少顷，一切不适都会化解，然后继续采用原来的姿势灌肠，直到全部灌完为止。

如果肠中积垢甚多或它们与肠壁贴得较牢固，那么，有时会出现灌肠液不下流的现象，这时，可稍调节一下软管在肛门中的深度。

灌肠者感到最大的困难是，在灌肠过程中或灌完后，随时都可能出现难以控制的排便要求。但这时你千万要忍住，忍一忍很快"雨过天晴"。"胜利往往产生在再坚持一下的努力之中"。为了医疗保健，总得有一点"付出"吧！

待灌肠液全部灌入大肠后，要用一只手拿好预先准备的厚纸垫，另一只手迅速拔下插入肛门中的软管，并迅速用厚纸垫堵住肛门。注意，一定要使灌入大肠中的灌肠液在肠中保留5~7分钟。初次灌肠者,没有任何经验体会,不要远离坐便器,以防止控制不住便泄,造成尴尬。

灌肠后经过7分钟或更长时间后,当再次产生急切排便要求时,便可去排泄,并且要注意灌肠后排泄的特点:在第一股"又急又冲"的排泄之后,隔一会儿,又会出现第二股,再隔一会儿出现第三股……直至感到腹中排空,才算完全结束。这之后,会感到身体轻松,有这样的感觉,灌肠就成功了。

如果感到便意未尽,绝不能匆忙收场,肠中如剩留有灌肠液和冲下来的积垢,不仅感觉不舒服,对健康也有害。如果感到大肠中有剩余物怎么也排不出,可再次灌入0.5升灌肠液。当然,预先应多预备这0.5升灌肠液。

有便秘的人,如果在早晨或其他时间要进行灌肠,但又不能在灌肠前排除大便,也可以开始先灌入0.5升灌肠液或一般温开水(37~39℃),这样可以排便,腾空直肠,然后再照上述方法进行正式灌肠。

在开始采用灌肠疗法后的第一周和第二周,最好是在每天早餐后和晚餐后1~2小时吃一瓣蒜(有胃和十二指肠溃疡等禁忌症者例外),这样做的目的主要是为了抑制和消灭肠道腐败和致病细菌。这样过一两周后,原来如果有饭后腹胀、胃肠道发酵的毛病,也就消除了。

吃蒜瓣一两周后,有的人可能感到胃疼,这没什么关系,待胃黏膜上的细菌被消灭后,就很快会好。在重新长出的胃黏膜还未达到正常状态前,也有的人感到"烧心"。消除"烧心"的方法是:在餐前15分钟喝2汤匙新做的生土豆汁,每天喝1~2次。土豆汁的做法是:将两个土豆用绞肉机弄碎,用纱布挤出汁。此汁能有效地中和酸性物质,对治疗"烧心"疗效极佳。

早晨灌肠全部结束(排空大肠)后,应过1小时后早餐。从清理大肠第一天起，饮食就应转入科学的轨道。

按照翁科尔博士灌肠法，对灌肠的频率和次数要求如下：

第一周：每一天都做一次；每天空腹分两次吃2瓣蒜；并开始实行新饮食原则。

第二周：隔一天做一次，是否吃蒜瓣可酌情决定。

第三周：每隔2天做一次；不再吃蒜瓣。

第四周：每隔3天做一次。

第五周后：每隔一周做一次。

上述四周程序全部做完，被视为对大肠进行了一次"大清理"。翁科尔还认为，在平日，每隔一周都应做一次例行的保健性清理，而"大清理"每年做1~2次。

（2）.大肠深位灌肠法

该法就是通过采取特殊的身体姿势，使灌肠液从降结肠继续向大肠深部流动，流入横结肠，然后通过人体姿势变换又进入升结肠和盲肠，从而使大肠的各个部位无遗漏地都得到清洗。

灌肠液制备方法如下：

准备好2.5升开水，将其冷却至40℃。将质量可靠的市售双歧酸奶或脱脂酸奶一杯（或一盒）用竹筷子稍加搅拌，然后倒入温度不超过40℃的2.5升水中（温度过高会抑制甚至杀死有益菌），再用竹筷子搅拌均匀，然后用洁净医用粗纱布1~2层粗过滤一遍，去渣。这样，容量为2.5升左右、温度为36~38℃的灌肠液就制备好。可把它叫做酸奶乳清灌肠液。

有益菌的作用已为医界所公认。据最近几年研究资料表明：乳酸菌、双歧杆菌等作为定居肠道中的有益菌群具有多种保健作用。

能维持微生态平衡和肠管机能。乳酸菌在肠中通过代谢产生乳酸，能抑制有害细菌的生长和繁殖，维持肠内生态平衡和肠的正常机能，还能刺激肠蠕动，增加粪便含水量，润肠通便。这一功能正符合清除肠中垃圾之所需，而且它对溃疡、下痢、腹泻、便秘也有显著治疗效果。

有抗菌作用，能抑制腐败菌及某些致病菌。

能改善肝功能。其原因是，乳酸菌克制了腐败菌，使肝脏减轻了解毒的重荷。并且，由于能降低 pH 值，可使氨变成不易吸收的离子状态。

乳酸菌能使肠减少对胆固醇的吸收，并能将一部分胆固醇转变成胆酸盐排出体外。

能增强免疫功能和抗肿瘤病。这是因为乳酸菌对使人致癌的肠中亚硝胺有高达 98% 的吸收率，可减少肠癌的发生。乳酸菌还能刺激肠黏膜淋巴结，增强免疫细胞和巨噬细胞的活性，为致病细菌的侵入和繁殖设置一道屏障。

综上可以看出，乳酸菌灌肠液的清理和保健功能均优于翁科尔灌肠液，实践也证明效果很好。

操作方法

大肠深位灌肠操作方法如下：

早晨起床后，去厕所自然排便。无论能否做到事先自然排便，都要做两次灌肠。

第一次做浅位灌肠，目的是在自然排便之后进一步清除大肠下半部分的剩余肠容物，这部分肠容物，不仅含毒物最多，而且也影响进行深位灌肠，故应先清除之。

第一次浅位灌肠，使用 0.5 升酸奶乳清与温开水灌肠配制的温度不超过 38℃ 的灌肠液即可，而灌肠的操作可参照前面介绍的翁科尔灌肠操作方法。灌肠液输完后，抽出插入肛门的软管，2 分钟后，在产生急切排泄要求时，即排便。紧接着进行第二次深位灌肠。

第二次深位灌肠，操作方法如下：

灌肠液使用第一次灌肠剩下的酸奶乳清灌肠液，温度应在

36~38℃之间，容量因人不同，可输入1.4~2.0升。

输入灌肠液的方法，采取肘膝跪式，即完全与翁科尔灌肠法的输入法相同。插入肛门的软管应清洗后（或更换新管）重新抹上起润滑作用的食油。

在灌肠液输入过程中，应做鼓腹深呼吸，以利于灌肠液往深处流入。如果出现腹内疼痛或急切排便要求，可通过调速开关控制和调节灌肠液的流入，也可站起（不要抽出软管）用另一只手由下往上轻轻按摩下腹部左侧，以促使灌肠液往上流动。总之，只要下决心控制住排便要求，瞬时便可解脱"困境"，然后继续灌输，直至将1.4~2.0升的灌肠液全部输完。初次灌肠对急切排便要求控制力弱者，个头小（腹腔小）或年龄小者，酌情减少输入数量，但成年人不宜低于1.4升。

待灌肠液全部输毕，用一只手从肛门中轻轻抽出软管，同时用另一只手将预先准备好的厚纸垫迅速堵住（盖住）肛门。站起身来，稍加整理现场，洗洗手。这样经过3~4分钟，当感到能控制住排便后，开始做下列动作：

在有卫生间的房间内，在地上铺好塑料软垫（在床上可不用），上面铺上塑料布，再铺上旧报纸，面积大小可参照单人凉席。此后，按顺序连贯地做以下三种姿势：

①身体仰卧，脸向上，少顷，慢慢抬起双腿，再用双手扶助抬起骨盆，使臀部和双腿与床成角，垂直伸向空中，并将这一姿势保持30~60秒钟，与此同时，要有意识地多次做鼓腹动作。这样，可使灌肠液由降结肠流入横结肠，并驱使灌肠液向升结肠推进。

②在姿势①基础上，将双腿继续向头部方向倾斜，并将此姿势坚持30秒左右，并同时进行多次收鼓腹动作。这样做，有利于清洁大肠。

③做完姿势②后，缓慢放下臀部和双腿，由仰卧改为右侧卧。

取右侧卧姿,然后多次做收鼓腹动作。这样,能使灌肠液由横结肠再流入较难到达的升结肠,然后进入盲肠。这一姿势最好保持 3~5 分钟。

老年人或有较重脑血管硬化患者在做姿势①和姿势②时,不必刻意达标,以免造成意外(有人协助为宜)。患者可参照上述姿势①原理,来点革新创造,只要使臀高头低即可,例如在床上将臀部垫高仰卧等。有可调节的床更好。

在灌肠中完成上述三种姿势,就可把整个大肠各部位都清洗到了。完成以上三种姿势,可起身,结束灌肠操作,完成全部过程的时间,即灌肠液在大肠中总的停留时间应达到 7~15 分钟。过了 7 分钟后,产生难以控制住的排便要求时,再去排泄,力求排净:在坐便器上排完"来势凶猛"的第一和第二股脏物之后,以后间隔一会儿还会有若干次排泄,但势头越来越缓,量越来越少,要注意"一阵一阵"间隔排泄这一特点,不可匆忙结束。

灌肠的好处多多,大家最熟悉的实例像宋美龄女士有灌肠习惯活到一百多岁。

11.3.5 药物食物排毒

针对不同的体内毒物所用药物是不一样的。目前医院急诊或相关科室进行的排毒和解毒治疗是最典型的。但从养生学的角度解除慢性中毒是需要注意解决的漫长历程,需长期坚持,不是一朝一夕的事。在这里减少自由基的产生仍是首先(亦就是控制热量摄入、适当体育锻炼),服用清除自由基的药物(参见相关章节),服用通便药物以减少肠道毒素吸收(见相关章节),碱化尿液以增加尿酸排泄,如服用小苏打等。可为相应辅助措施。

一定程度的氧化作用为机体提供了必需的能量,维持着健康生命。只有过分强烈的氧化才危害健康与生命。

许多环境因素也使机体产生活性氧，例如：紫外线、核辐射、高温、污染物、病毒、致癌物、毒物、某些药物和农药、香烟烟雾和酒精代谢等。

人体内有许多能清除活性氧的物质，例如：超氧化物歧化酶和谷胱甘肽过氧化物酶等，约10余种，统称"抗氧化酶"。还有一些物质，如：维生素A、维生素C、维生素E、叶酸、尿酸、胆红素、褪黑激素等，它们能清除活性氧，统称为"抗氧化剂"。广义来说，抗氧化酶也属于抗氧化剂。

加速自由基清除，最好是让自由基尽量地少产生，这是最基本的问题，特别在静息状态，其方法以上已提及。

在这前提下可以采取某些措施以加速自由基的清除。

11.3.5.1 延缓衰老的抗氧化剂

抗氧化剂的作用主要是清除自由基，防止自由基对DNA及其他机体组织的损害。机体对自由基损害的防御能力可以通过测定血浆超氧化物歧化酶活性、血清过氧化脂质含量及其代谢产物含量而体现出来。超氧化物歧化酶是细胞之中，能将过氧化物转化为无害物质的酶。但是，这个系统的力量会因人的年龄增加而减弱，至老年时达最低点。

人体超氧化物歧化酶活性在15~29岁时最高，并随着年龄的增长而减少，自由基的产生和消除逐渐失去平衡。能提高血浆超氧化物歧化酶活性或降低血清过氧化脂质含量的药物，多具有抑制体内过氧化物生成，改善自由基代谢，进而起到抗衰老作用。目前，主要应用的是①酶类抗氧化剂：锰超氧化物歧化酶（Mn-超氧化物歧化酶）和铜锌超氧化物歧化酶（Cu、Zn-超氧化物歧化酶）。谷胱甘肽过氧化物酶（GSH-PX）含有共价结合的硒，并以硒半胱氨酸的形式存在于肽链中，使脂类过氧化物还原为脂肪醇类，防止过氧化脂质的损害。天然抗氧化酶有过氧化氢酶（CAT）、过氧化酶（POD）、谷胱甘肽还原酶（GSSG-R）等。②非酶类抗氧化剂：近年来，国内外对维生素E的研究已发现它具有抗过氧化物脂质的生成和脂褐素的聚积而达到抗衰老的作用。此外，维生素C、维生素A、胡萝卜素、谷胱甘肽、半光氨酸、多种微量元素、叶酸、尿酸、胆红素、原花青素、褪黑激素等。也在抗氧化过程中发挥作用。

天然抗氧化剂对自由基的作用的研究发展迅速，比较多的为茶多酚、五味子、丹参等。发现丹参和茶多酚不仅可以做为预防性抗氧化剂清除O和OH自由基，而且还可以做为脂质过氧化链式反应的阻断剂清除脂类自由基。

组成清宫医案中延年益寿方的各单味药都有抗氧化能力，其中，酸枣仁和当归的作用最强，人参和生地次之。中医的长期临床经验与现代科学成就弥合得如此天衣无缝，令人赞叹！

还有一些经过提取的化学物质具有抗氧化力，例如：蜂胶素、姜黄素、芝麻醇等，以及许多蔬菜、水果和花卉中含有的黄酮类物质，食物和药物含有的多酚类、多糖类和有机酸类物质等，种类繁多，不胜枚举。动物性食品同样也含有多种抗氧化剂。

澳大利亚专家通过试验发现，茶叶中含有丰富的"茶多酚"，它是一种更强有力的抗氧化物质，具有较强的清除自由基的能力，能有效阻止自由基对脱氧核糖核酸（DNA）的损伤，对细胞的突变有极强的抑制作用，并可增强细胞介质的免疫功能。绿茶的抗氧化作用远远高于维生素E、维生素C。

11.3.5.2 原花青素

抗氧化效率比传统抗氧化物质维生素C高18倍；比维生素E高50倍，应该说原花青素就是我们梦寐以求的"青春元素"。

对新疆特色果品葡萄、黑加仑、枸杞、桑椹、欧洲李、樱桃李、杏、核桃、沙枣、石榴果品中的原花青素含量进行测定。结果表明，试验材料中大多数果品都含有原花青素，部分果品的原花青素含量丰富，含量在 6.644~31.817μg/g，个别果品所含原花青素微量，试验未检出。葡萄籽中原花青素含量为 31.817μg/g；沙枣果肉的原花青素含量次之，为 21.398μg/g。而蓝莓的含量为 1630μg/g，可见蓝莓含量最高。

葡萄籽含原花青素可以达到很高，所以也称原花青素为"葡萄籽抽出物"。有助于静脉循环不良的改善，并能阻止胆固醇在血管壁上囤积，减少心血管疾病的发生率以及减少血小板凝集，预防血管形成栓塞。

除了以上作用外，原花青素还有促进胃粘膜细胞生长的功效，也能有效的舒缓关节炎症状，同时还具有较好的抗过敏作用。

11.3.5.3 维生素C

维生素C的来源：由于维生素C不能在人体内自动合成，所以我们只能从植物那里取得。其中深绿色的蔬菜含量最高，是最好的来源；而橘子、柚子、芒果和柠檬则是水果中维生素C含量比较丰富的品种。

11.3.5.4 维生素E

维生素E的来源：维生素E在植物中含量比在动物中多。比如各种坚果类、大麦胚芽、植物油（玉米、黄豆、葵花子、油菜籽）等。动物则可以从牛肝、牛排、鳗鱼中获得。

11.3.5.5 蕃茄红素

蕃茄红素来源：蕃茄红素是一种存在于蕃茄内的抗氧化剂，尤其在熟透或者加工的蕃茄制品中含量最为丰富，甚至比生吃蕃茄还要好。而且，经过加工、加熟的产品，其中的蕃茄红素更容易被人体吸收。

11.3.5.6 茶多酚

茶叶中含有丰富的"茶多酚"，它是一种强有力的抗氧化物质，并可增强细胞介质的免疫功能。绿茶的抗氧化作用远远高于维生素

E、维生素C。

11.3.5.7 微量元素减少自由基

人体必需铜（Cu）、锌（Zn）、锰（Mn）、硒（Se）等微量元素才可使超氧化物歧化酶和谷胱甘肽过氧化物酶保持活性，从而有效地清除体内自由基，减轻自由基对体内细胞、核酸、蛋白质、脂质的侵害，阻止脂质过度氧化，从而使机体起到抗氧化、防衰老、抗疲劳、抑制癌症的效用。

许多微量元素是生物体内抗氧化剂和抗氧化酶的重要组成部分。因此微量元素的不足、缺乏或过量均可直接或间接影响体内自由基产生和清除的平衡，从而导致疾病状态，类似于衰老症状的出现。微量元素离子作为活性中心的生物抗氧化酶类，其性质不仅取决于蛋白质部分，而且还取决于结合到活性部位的离子。

11.3.5.8 蔬菜的抗氧化作用

有的食物中含有丰富的抗氧化剂，例如：四季豆、青菜、芹菜、菠菜、韭菜、葱、土豆、茄子、胡萝卜、黄瓜、南瓜、莴苣、紫苏、豆类、西兰花、香菜、生菜、辣椒、茶叶、银杏叶、松树皮、葡萄籽、番茄等菜类中就含有很多的超氧化物歧化酶，常吃这些菜，可减少人体内活性氧，减少脂质过氧化物的产生和延缓人体组织的老化，从而减少疾病的发生。新鲜蔬菜中含有的各类维生素和微量元素都有益于人体健康，它们能治疗和预防某些疾病甚至癌前的慢性病变。

另发现蒜头、黄芽菜、芥菜、青菜的作用最强。测定了一些蔬菜清除自由基的能力，结果发现蔬菜清除脂质过氧化自由基的能力大小顺序为蒜头＞羽衣甘蓝＞菠菜＞汤菜＞红菜椒＞洋葱＞茄子＞菜花＞土豆＞卷心菜＞莴苣＞胡萝卜＞芹菜＞黄瓜。最强与最弱之间差异可达二十多倍；对于羟自由基的清除作用以羽毛甘蓝、汤菜、菠菜较强；测试抗氧化活性与维生素C、总多酚、总类黄酮含量间的关系，结果发现25种蔬菜中，抗氧化活性以藕最强，姜、油菜、大蒜、白洋葱、白萝卜、西兰花等次之，芹菜、黄瓜、南瓜最弱；不同蔬菜维生素C、总多酚、总类黄酮含量差异很大，且抗氧化活性与总多酚、总类黄酮含量之间相关性较大，但与维生素C含量之间相关性不大。

最新研究发现：对抗自由基的黄金成分植物里的黄酮素——原花青素聚合物，是一种存在于植物或水果里的黄色、紫色、桔色及红色的色素，这些黄酮素色素具有很强的抗氧化力。这些黄酮类抗氧化物来自：绿茶、葡萄、蓝莓、西瓜和西红柿等深色植物。

有些学者对14种蔬菜研究表明，茄子汁清除氧自由基活性最高，豆角汁、青椒汁次之。由此看生吃茄子的保健作用是不无道理。

顺便提一下，最好交替着吃不同颜色的蔬果，颜色深的蔬果含黄酮类物质更多，抗氧化力也更强。食物加热到200℃以上就会产生大量自由基，所以炖煮的食物更有益于健康，因为在水中加热的食物大致100℃，而烧烤炸的温度常达200~300℃或更高，会产生大量脂类自由基。2005年，世界卫生组织曾公布，一条烤鸡腿（注意不是煮鸡腿）的毒性相当于抽60支香烟！

11.3.6 胆肾结石清除

方法1：蔬菜汁排石法（翁科尔方法）

新鲜蔬菜汁对人体的医疗保健作用十分广泛，因其含有丰富的维生素和酵素，特别是因为有机钾含量高，对肾脏的清理具良好的功效。

美国医学博士、现代蔬菜果汁疗法创始人翁科尔认为，无机物主要是含在面包及其他经高温加工的高淀粉食品中的钙（由有机钙变成的无机钙），会在肾脏中形成颗粒状物。为了清除这种碎石状沉淀物，并进行肾保健，他创造了蔬菜汁清肾排石法，其配方如下：

胡萝卜汁　300 毫升

甜菜汁　　90 毫升

黄瓜汁　　90 毫升

如果买不到甜菜（我国只有北方才种甜菜），可换用下方：

胡萝卜汁　270 毫升

西芹（洋芹菜）汁 150 毫升

香菜（芫荽）汁　60 毫升

上述蔬菜汁，应在空腹时服用，可在早餐前空腹服用，服后，至少过 15 分钟后才能吃别的食品。如果在晚餐后 2 小时服用，效果更好。

方法 2：莫里森食疗清肾排石法

美国医学博士莫里森行医 50 多年，对天然疗法、特别是食疗的研究造诣很深。他提出的以汤为主的清肾排石法，与翁科尔的蔬菜水果汁疗法有异曲同工之妙：

①准备 120 克甜菜汁。这是一天的用量，注意，一定要分许多次服完，最好是每隔 5 分钟喝一羹匙汁。服汁期间尿可能呈浅红色，这是正常现象。

甜菜汁具有清除肾脏里结石的作用。

②每天吃一个天门冬罐头，分几次吃，早晨可饮罐头汁。天门冬罐头制品比新鲜天门冬好。可以加入一个带皮柠檬，共同榨成汁饮用。

天门冬内含有天门冬素，是最好的肾脏清洁剂，能延长肾脏的寿命。

③服用青菜汁。将香菜（芫荽）、菠菜、青椒、白菜或其他绿叶菜，用榨汁机榨汁，现榨现用，每天制作两次，每次制作 120 克，制出的汁在 15 分钟内要喝完，以免氧化。可加入少量大蒜、柠檬汁、海藻末调味。这种汁被视作"绿色金子"，有许多医疗保健作用，最突出的特点是有丰富的镁，而且有助于溶化肾结石，因为镁能降

解肾脏内的草酸结晶体。

④在治疗期间主要食用下列食品：甜菜。

将全大麦作为主要淀粉食品，可以吃大麦米。将大豆、酸奶、坚果仁（杏仁、山核桃仁、腰果仁）作为主要蛋白质食品。

主要蔬菜应是胡萝卜、熟洋葱、南瓜、蒲公英、西红柿、莴苣。

主要水果：首选瓜果是西瓜，西瓜是最好的利尿剂，对肾脏和膀胱有良好的医疗保健作用。食用西瓜的方法：不能一大块一大块地吃，那样做效果不大，应切成小块（比糖果稍大些），每隔5分钟吃一小块，整天都在食用。除西瓜之外，可以吃梨、柑橘、香蕉等。

方法3：久巴日清肝胆排结石法

"久巴日"清肝法是苏联医院广泛采用的清理肝脏和胆道的方法：

先备好400~500毫升矿泉水，将矿泉水瓶打开盖，使气体逸出。温度为室温，不必加热。

往矿泉水中加入5克硫酸镁或者山梨醇，目的在于促使胆囊排空胆汁。

"久巴日"也可采用植物汁作为胆囊收缩剂，以促使排出胆汁。作为这种制剂也可使用蛋黄、植物油等，对硫酸镁溶液耐受力差的人，可以换用浓缩葡萄糖溶液、山梨醇、橄榄油，它们都能使胆囊收缩。

早晨，患者空腹第一次先喝200~250克上述矿泉水，然后取右侧卧姿倒在床上休息，同时用热水袋敷在肝区部位。过15~20分钟后，第二次再喝200~250克上述矿泉水，然后，继续右侧卧于床上并用热水袋热敷肝区。这样在床上休息1.5~2小时，有排泄要求就去排泄。

11.3.7 淋巴系统清理法

美国天然食品养生专家、蔬菜水果汁疗法创始人诺尔贝特·翁科尔博士创立了淋巴系统清理方法。这一方法广为他人采用。

清理淋巴饮液的制备：

首先，在开始进行淋巴清理的当天晚上，做一次普通灌肠，灌肠采用翁科尔灌肠法。

第二天早晨，备好以下 3 种已成熟的新鲜水果（未成熟的或放熟的不能用）并榨成汁：

葡萄柚汁　800~900 克

橙子汁　　800~900 克

柠檬汁　　200 克

将以上三种汁混合，得到 2 升混合液，然后再加入 2 升冰融水，搅拌稀释。这样，总共制得 4 升饮液。这是一天的饮用量。另外，还要自制泻剂，方法是：用 50 克（相当于一汤匙）芒硝（硫酸钠），兑一杯水，使芒硝溶化搅匀即可。两项备齐，即可开始服用。

服用方法：

首先使用 1 杯上述泻剂。

当泻剂已开始发挥作用后，每隔 30 分钟服用 1 杯（200 克左右）上述饮液。如果热服，加热温度不可过高，否则会破坏营养成分和影响清理效果。

就这样，在一天内把上述 4 升饮液全部喝完，晚上，再做一次翁科尔式灌肠。整个疗程连续 3 天，每天都如此实行。这 3 天内不能食用任何其他食品。一年应进行一次这样的淋巴清理。

淋巴系统的清理，在柑橘类水果大量上市的秋天最为适宜。由于柑橘类水果汁含有大量能量，在 3 天清理期间虽然不能吃别的东西，一般不会感到很饿。注意：上述饮液应当天做当天饮用。

12. 让代谢正常进行

降低自身代谢率是养生的主要方法，前文已述。但不是任何时候代谢率越低越好，因为当你需要能量输出，你必须有足够的能量维持你的生活工作，维持你的灵活思维。你身体的代速应该慢，但当需要的时候你的思维、工作、生活必须正常。那么这时你需要你的身体代谢从代速状态转变成工作状态。

12.1 机体可以通过几种不同的方式产热

基础代谢产热：全身各组织器官的基础代谢增强时，产热量多；基础代谢减弱时则产热量减少。正常成年男性的基础代谢率约170kj/（m^2.h），成年女性约为155kj/（m^2.h）。在基础状态下，约70%的热量来自内脏器官和组织。在一般的安静状态下，骨骼肌也有一定程度的活动，因此机体的产热量比基础代谢状态下高25%左右。基础代谢见相关章节。影响能量代谢的主要因素有肌肉活动、精神活动、食物的特殊动力作用以及环境温度等。

12.1.1 肌肉活动是影响能量代谢的最主要因素

骨骼肌的收缩与舒张都是主动耗能过程，所需的能量来源于营养物质的氧化。所以任何轻微的活动都必然会增加机体的耗氧量。机体耗氧量增加的程度与肌肉活动的强度呈正比关系。肌肉活动时，耗氧量可达安静状态时的10~20倍。因此产热量肌肉活动时也是安静时的类似数。

12.1.2 精神活动

脑的重量仅占体重的2.5%,但在安静状态下却有15%的心输出量进入脑循环系统,说明脑组织的代谢水平很高。据测定,在睡眠时与精神活动活跃时,脑内的代谢水平几乎没有差别;在平静思考问题时,脑产热量的增加一般不超过4%。可见在精神活动,中枢神经系统本身的代谢率增加并不明显。但当精神处于紧张状态,如烦恼、恐惧或精神激动时,能量代谢可以显著升高。其机制有二:一是精神紧张时,骨骼肌紧张性增强,产热量明显增加;二是精神紧张(尤其是情绪激动)时,促进机体代谢活动的激素如肾上腺素、肾上腺皮质激素及甲状腺素等分泌增多,使机体的代谢加速,产热量明显增加。

12.1.3 食物的特殊效应

人在进餐后的一段时间内,尽管机体处于和进餐前相同的安静状态,但进餐后机体的产热量较空腹时有所增加。这种效应从进餐后1小时开始增加,2~3小时增至最大,以后逐渐下降,至7~8小时后仍未完全消失。各种营养物质的效应不同,以进食蛋白质类食物后最为明显,可额外增加30%的产热量,持续时间也最长。如果受试者进餐含100KJ热量的蛋白质,在进餐后的一段时间内,机体的产热量将比进餐前增加30KJ,即总产热量为130KJ。这种额外产生的能量只能增加机体的散热量,不能被用来做功。所以在感冒发热时,不主张进食蛋白质食物,是有科学依据的。

12.1.4 环境温度影响能量代谢

人(裸体或只着单衣)在安静清醒状态时的能量代谢率以在温度为20~30℃的环境中最为稳定。环境温度过低或过高均可使机体的能量代谢率升高。当环境温度低于20℃时,由于寒冷刺激会反射性引起寒战、肌肉紧张度增加，致使能量代谢率增加；环境温度在10℃以下时，代谢率增加更为显著。而当环境温度为30~45℃时，温度的升高使酶活性增强，体内化学反应加速，机体发汗功能及循环、呼吸功能均不同程度增强，所以机体能量代谢率也增加。只有在20~30℃的环境下，肌肉紧张适度、肌肉保持松弛状态、能量代谢率较为稳定。睡眠状态除外，所以当人处在不可控的寒冷环境下不得入眠，否则有生命危险。

12.1.5 保持适当的基础代谢

在前文讲到如何降低人体的新陈代谢的所有方法，控制热量摄入是最现实的方法。把热量控制什么程度也存在度的问题，水果蔬菜饮食很好，特别是在营养过剩时是必需做的。要让一个人一生水果蔬菜饮食不太现实，需要坚持多长时间因人而异，三周或三个月，要看你的基础营养状况，过剩的程度。体重超标越多坚持的时间就应越长。要把握的是当你的体重达到标准体重接近低限时，就应该根据自己的活动量决定自己的进食量，坚持睡前少吃或不吃，以保持自己的标准体重，并且保持自己身体的低怠速。限制饮食的时间越长，维持标准体重的食物（热量）就会越少（不增加活动量时）。也不能一直地限制，把自己的体重降的太低，不能满足正常的生理需要。

12.2 提高机体代谢的方法有多种其中方便方法有以下几种

12.2.1 进食

食物的特殊动力效应产热。

进食可使机体产热增加。进食蛋白质可使产热量增加25%~30%；进食糖或脂肪后增加产热4%~6%；进食混合食物后大约增加10%。

特别是进食蛋白质的食物，会升高体温，提高代谢率。当然这进食是适当的，绝对不是越多越好，前文已经详细讲过。这里就体现早餐重要性，要进食早餐，并且早餐进食适量蛋白质，要让身体在怠速状态转变为工作状态。

12.2.2 适量运动

适量运动可提高身体代谢率。

骨骼肌运动产热。

骨骼肌的运动受大脑皮层随意控制。骨骼肌运动增强时，机体的产热量显著增加，并与运动的强度成正比。

早上要尽量散步或骑自行车或做体操，让自己的身体动起来，借以提高体温，让自己做好准备，好展开一整天的活动。只要体温上升，上午就不会觉得疲倦或郁闷，也能促进排尿，进而净化血液。

12.2.3 绷起自己的精神

拿出几分钟来规划一下今天的工作，提起神来，或饮用绿茶等以兴奋大脑皮层，精神抖擞地走向工作岗位。精神活动可提高代谢率，见上文。

12.2.4 可采取一些辅助方法

早晨升温法：喝红糖或蜂蜜的生姜红茶就行了。

单纯吃一块生姜就可以提高自身温度，让代谢正常进行。当然也可以喝姜汤啦。吃一块生姜可以使体温大约升高一度，这样有利于你一天的工作开始。

13.体育锻炼

强壮和长寿是两码事,不要以为强壮就长寿。两者绝对不能相提并论,有时可能相反。例如日本的相扑运动员不可谓不强壮,但其平均寿命只有50多岁。

缺乏锻炼

引起退化的第二个因素是缺乏体育锻炼。锻炼具有重要意义,它可以改善循环,提高身体代谢的整体效益。保持适当的代谢水平。身体状态良好时,身体可以轻松地矫正饮食错误,消除其他导致衰老的不良生活方式因素的影响。因此,饮食越不合理,越应重视体育锻炼,哪怕只产生部分保护效果,我们也一定要坚持。

人人都知道锻炼有益于健康,但它是如何增进健康的呢?恐怕连热衷于此的人,也没有几个能说出个一二三。其实,对那些刻苦锻炼的人来说,只要稍微调整调整饮食,就能以最少的运动量达到最佳的锻炼效果。

经常锻炼的一个最大益处是改善脂肪的代谢,从而让饮食脂肪的损害效果减少至最低限度。尽管有的人饮食非常不合理,但由于持之以恒地进行大量体育活动,因而,他们仍然可能进入长寿的行列。

对于不知道患有动脉疾病的人来说,剧烈的体育锻炼会带来生命危险,所以,锻炼计划一定要秩序渐进。首先,通过矫正饮食来降低血粘度。其次,减肥以避免肌肉劳损。即使训练有素的运动员,如果没有养成正确的饮食习惯,那么,也会不知不觉地患上心脏病,有的甚至会丢掉性命。

13.1 运动与自由基

运动,一是对自由基生成量的影响,二是对机体抗氧化能力即清除自由基能力的影响。这种作用受不同运动参数的影响,这些参数主要包括运动形式、运动强度、运动持续时间。由于运动只能使自由基产生量增多,因而运动对于衰老的影响主要由运动对机体抗氧化能力的影响决定。此外,运动对自由基的影响存在器官与性别差异,这与这些器官和组织的结构有关,运动对机体衰老进程的影响取决并依赖于机体氧化与抗氧化系统的动态平衡。氧化过程占主导地位,可导致氧化损伤和机体生理机能的减退,促进生物体衰老与死亡。长期有氧训练,有利于促进自由基的消除,抑制增龄引起的抗氧化能力降低,调节机体氧化系统的平衡,对机体产生有益影响,这是运动延缓衰老的主要机制之一。

1987年首次报道人超负荷脚踏车运动一小时后,呼出气体中脂质过氧化物戊烷含量明显增加。1982年首次应用电子自旋共振技术(ESR)直接证实了力竭运动后肝脏、肌肉中自由基明显增多,从而找到了运动诱发自由基生成增多的最直接证据,随后众多人体和研究证实,急性剧烈运动时,机体清除自由基的能力不足以平衡运动应激情况下产生的自由基,机体细胞内则处于氧化应激状态,从而导致细胞损伤,人们逐渐认识到,运动与自由基形成是一对无法抗拒的矛盾。运动训练与氧自由基研究表明,有氧运动训练可使人体和动物运动后的血液、肌肉、肝脏等组织器官中自由基和脂质过氧化物含量减少,自由基引起的损伤程度减轻。但是,训练并不能完全抑制自由基的产生,而主要是通过提高机体抗氧化能力,即提高消除自由基系统的抗氧化酶活性,加快自由基的消除。同时,运动训练也使人安静时自由基的基础生成量减少,还能使人体在运动时自由基的高峰值降低。运动时产生的活性氧可明显消耗并减少抗氧化维生素和还原型谷胱氨酸的含量。但是经过运动训练，抗氧化酶系统和非酶系统对于急性和慢性运动均可产生适应，抗氧化酶系统适应的结果表现为活性的提高，而非酶系统的适应表现为抗氧化剂利用效率和储备能力的提高。

急性运动导致自由基增多（急性运动对引起自由基生成增多的机制为：儿茶酚胺自氧化作用产生肾上腺素半醌和去甲肾上腺素半醌，它们可传递电子给氧分子而产生超氧阴离子；高浓度儿茶酚胺使小动脉痉挛，引起组织缺血，而再灌注后产生氧自由基激活β—肾上腺素能受体，激活各种控制细胞钙离子水平的信息传递，使细胞内存储钙释放和细胞外钙内流，结果导致细胞内钙显著增加，从而激活自由基产生的过程，高浓度儿茶酚胺通过受体活化机制激活磷酸脂酶A2，后者可分解膜磷脂，释放脂肪酸，其中花生四烯酸可由脂氧酶和环加氧酶途径产生脂类过氧化物）。急性运动引发花生四烯酸的代谢而生成自由基，急性运动引起机体免疫机能增强而加大自由基的生成。急性运动时红细胞内氧合血红蛋白自动氧化速率增强转化为高铁血红蛋白，经歧化反应等一系列步骤后生成自由基，在自由基引发的脂质过氧化过程中又可生成更多的自由基。力竭运动后胸腺和脾脏膜脂质过氧化物明显升高，而超氧化物歧化酶的浓度下降，并认为氧化损伤是激烈运动后的淋巴细胞损伤及凋亡的原因。

不同的运动方式对自由基代谢产生不同的影响效应。研究表明，短时间激烈运动并不引起机体自由基产生增加，而各种抗氧化物酶活性却在运动后出现增加的趋势，这说明短时间运动可加强体内的自由基防御体系。但随运动时间的延长，自由基产生增多超过机体的清除能力，机体将出现各种自由基介导的损伤。长时间的剧烈运动或力竭性运动使得机体自由基的生成增多，抗氧化能力下降；中低强度的有氧运动，可以减少运动中及运动后自由基的产生，并可提高安静状态下机体抗氧化酶的活性，提高了机体的抗氧化能力。

这可能是由于运动引起抗氧化酶基因表达增强，诱导抗氧化酶活性升高所致。长期有氧训练通过抗氧化酶的适应性改变，使得机体抗氧化能力增强，这不仅促进了自由基的消除，减轻了自由基的损伤与危害，而且还抑制了增龄引起的抗氧化能力的降低，有利于体内氧化与抗氧化系统的平衡，并对机体产生有益的影响。这是有氧运动延缓衰老的主要机制之一。

13.2 运动对线粒体 DNA 的影响

研究表明，长时间的剧烈运动或力竭性运动使得机体自由基的生成增多，抗氧化能力下降，产生线粒体 DNA 的损伤，并消弱线粒体的功能，引起线粒体出现各种形式的氧化损伤，从而导致以呼吸链缺损和解偶联为标志的线粒体能量转换的下降。众多的研究已经证实，长期的有氧运动训练可以使线粒体产生适应性的变化，包括线粒体体积和数目的增加，酶合成增加，活性提高，从而提高线粒体氧化磷酸化能力，而抗氧化酶活性的提高，将消弱自由基对线粒体蛋白质、脂类和褪黑激素 DNA 的损伤，这对维护和增强线粒体的结构和功能具有积极意义。

有氧训练与机体抗氧化能力：一定时间和强度的运动训练可以使机体的抗氧化系统对运动产生适应性变化，运动使抗氧化系统内氧化酶的活力明显提高，有利于增强清除因运动而产生氧自由基的能力，减轻组织中脂质过氧化反应的程度；同时，运动训练也使人体安静时自由基生成量减少，并能使人体在运动时自由基的高峰值降低。运动训练可以上调组织的抗氧化物质的活性以及含量，表现出很强的运动适应性。

大量的实验表明，适宜运动负荷导致机体抗氧化能力提高的同时也能保护机体免受自由基等的损害，对于机体的某些脏器的结构功能变化尤为明显。机体通过提高自由基的清除和抗氧化能力达到延缓衰老的目的。

13.3 运动对免疫系统影响

不同的运动强度和运动时间对免疫系统的影响不同。短时间高强度运动能造成暂时性免疫机能受抑制,表现在淋巴细胞数量和功能的显著降低,这种变化在运动员及未受到运动训练的个体均可发生,并持续数小时,如此每周几天,每天几小时重复性运动,可周而复始地抑制免疫机能,导致 T 淋巴细胞反应降低,免疫球蛋白产生降低,以致使机体对传染源(特别是病毒)的识别能力降低。所以抵抗能力下降,因而易发生感染引起疾病,对寿命产生不良的影响。

适度的体育运动能增强体质,提高机体的抗病能力,增强机体免疫机能,推迟免疫器官衰老并逆转免疫系统的机能减退。因为运动作为一种应激刺激,可致人体释放内啡肽、脑啡肽和其他神经肽。运动能影响体内谷氨酰胺的浓度变化,谷氨酰胺对淋巴细胞的分裂增生至关重要,而骨骼肌是谷氨酰胺的主要来源地,但超负荷的运动反而会降低肌肉对谷氨酰胺的释放,从而影响淋巴细胞的增生,降低机体的免疫机能。另外运动可促使大脑分泌一种心理"愉快"素 ---B- 内啡肽,这是大脑分泌的 30 余种肽类物质中生物活性最强的一种物质,它充当了心理 --- 免疫之间不可或缺的传递介质,B- 内啡肽可以与脑循环中的免疫细胞相结合,使免疫细胞因心理活动而获得一种特殊信息,进而获得更大的免疫活性。经常参加运动锻炼的老年人细胞免疫功能保持在较高水平上,也使老年人在日常生活中抗感染的能力提高,从而减少扁桃体炎、气管炎、肺炎等的发病率。

13.4 运动对内分泌的影响

体育运动对人内分泌系统有一定程度的影响。研究表明,长期练太极拳对老年人的内分泌功能是有影响的,增强了体质,也改善了神经内分泌的调节功能。经过长期太极拳锻炼的老年人，垂体分泌的内分泌激素有了很大程度的提高，睾酮提高到与成年组一样的水平。适度的运动可提高女性血液中的雌二醇水平，而过量的运动则可通过下丘脑－垂体－性腺轴间接地抑制卵巢产生和释放雌激素，从而降低血液中雌激素浓度，使骨代谢过程的骨吸收（说白了就是被溶解了）大于骨形成，导致骨密度下降，出现骨质疏松。

13.5 适量运动不仅清洁血液，而且清洁动脉壁

我们为长跑运动员猝死感到困惑不解，但是，尸检结果表明，错误饮食会损害运动员的动脉。由此可知，体育锻炼对身体的保护效果主要来自动脉扩张、侧枝循环功能改善。

倘若不依照正确标准来评估体检结果，那么，包括运动心电图一类的严格体检就有害无益。请记住，哪怕冠状动脉堵塞了一半以上，你仍可能顺利通过体检。

体育锻炼预防不了动脉疾病，这已经是一个常识，而且，若一个人动脉堵塞，则体育锻炼甚至还会引起心脏病发作。不过在发生动脉堵塞前，长期坚持体育锻炼，不仅可改善心脏和全身循环，而且可改善全身代谢，尤其会改善血脂代谢，进而强身健体，有效地预防各类疾病。

只有血管畅通血流洁净健康，才能达到理想健康状态。这一点至关重要，不可或缺。

一个人的生活习惯越不合理，身体锻炼的重要程度越高。

你不仅需要清洁血液，而且需要同时清洁动脉壁。耐力锻炼十分讲究循序渐进，同时再选择低脂、低胆固醇饮食，则很快会如愿以偿。只要血液清除了过剩脂肪，则堵塞动脉壁的粥样斑就会逐渐吸收，并被作为燃料予以利用。体内有机物都是可以燃烧的。

肌肉锻炼所需能量由脂肪和碳水化合物在肌肉组织内氧化而

成。脂肪储备于身体多部位，而碳水化合物则由血糖（葡萄糖）转化为糖原后储备于肝和肌肉组织。脂肪属于浓缩燃料，其潜能比糖原高两倍。

由此可知，脂肪是人体储备的主要能量。只要活动量保持在正常水平，体内脂肪加上某类碳水化合物就可提供充足肌肉能。脂肪能量足，瘦人即使数日不吃不喝，体内储备的脂肪也会满足活动需要。

肌肉活动消耗血糖。食物消化后经肠道源源不断地供给血液。过剩血糖部分为肝所储备，部分转化为脂肪。血糖是脑和神经系统细胞的主要燃料，脑和神经系统只消耗葡萄糖（血糖），它们完全依赖于葡萄糖。一旦人体无法从食物消化中获取葡萄糖，为了维护血糖正常值，肝就会将糖原再转化为葡萄糖或糖异生（肝脏用脂肪、氨基酸制造葡萄糖）制造葡萄糖并释入血液来维持一定血糖水平。

身体锻炼强度和持续时间不同，肌肉消耗的脂肪和碳水化合物比率也不同。

肌肉糖原储备的目的在于：

即使不耗氧（无氧锻炼），糖原也可为瞬间爆发性运动提供充足能量。这类爆发性运动持续时间很短，究其原因在于，一是供氧不足，无法充分燃烧体内脂肪；二是血液乳酸含量明显增高，肌肉因疲劳而受限。有时还会出现疼痛，不过，只要活动停止，乳酸就会迅速消除。

糖原本身含有一定氧气，若再吸入一定氧气，则会燃烧脂肪，从而增大需氧量。中低强度的有氧锻炼，以燃烧脂肪为主；随着锻炼强度增大，呼吸急促，摄氧量减少，因而糖原消耗不断增高。持续性高强度锻炼以糖原为主要能源。

受过训练肌肉的糖原储备能力增高。燃料燃烧效率提高。肌肉消耗脂肪能力增强，节省了糖原，增强了肌肉最大潜力。改善了供血功能，摄氧量增大，燃料燃烧充分。

已知耗氧量与氧自由基生成量是一起增减的，降低耗氧量也就是减少了活性氧。所以，最自然最方便的办法就是减少活动以降低活性氧。

运动后耗氧量必然剧增，肌肉活性氧增加 3~7 倍之多，其他器官中活性氧也增加，核酸的损伤性产物也明显增多。按照上述规律推测，剧烈运动会缩短寿命。还会带来疾病，这的确应该引起重视，如无特殊需要，不宜过分剧烈运动。

再者，肌肉只在强烈收缩后氧自由基才增加，中等收缩时并不增多，甚至会减少。适度锻炼后，人肌肉中三种最重要的抗氧化酶都升高，因此，只要耗氧适当，防御能力反而比静息时强。

总而言之，体育锻炼是必要的，实属必要，剧烈运动是不可取的。中等强度活动是可取的，中低强度的有氧锻炼，以燃烧脂肪为主，像快走一小时、跳舞、骑自行车等。有利于洁净血液、疏通血管。体内有机物都是可以燃烧的。

14.体内有机物都是可以燃烧的

不同职业的人,能量消耗不一样,进食的量也千差万别,不能一概而论。不管你干什么职业吃的太多都对你的身体不利,像日本的相扑运动员平均寿命五十岁左右就是活生生的例子。

不同运动状态时的能量代谢值

肌肉活动形式	平均产热量 (kj/(m²).h)	肌肉活动形式	平均产热量 (kj/(m²).h)
静卧休息	163.68	扫地	681.82
开会	203.84	打排球	1022.23
擦窗	497.81	打篮球	1452.27
洗衣物	592.96	踢足球	1497.45

注:1kj(千焦耳)=0.23885kcal(千卡)、m^2 为体表面积平方数,h 是指每小时时间

体表面积计算公式:体表面积(m^2)=0.00659× 身高(cm)+ 0.0126× 体重(kg)— 0.1603

食物的热价:1克食物氧化分解时所释放的热量,称为该食物的热价或食物的卡价。

糖的热价:16.74(kj/克)或 4kcal(千卡)

蛋白质:16.74(kj/克)或 4kcal(千卡)

脂肪:37.66(kj/克)或 9kcal(千卡)

你可以根据自己的活动状态,计算出自己输出的热量,从而粗略推算出自己需要进食多少食物,才能达到供需平衡。或者供小于求。

2014年1月28日，国务院办公厅以国办发〔2014〕3号印发《中国食物与营养发展纲要（2014~2020年）》："营养素摄入量目标，保障充足的能量和蛋白质摄入量，控制脂肪摄入量，保持适量的维生素和矿物质摄入量。到2020年，全国人均每日摄入能量2200~2300千卡，其中，谷类食物供能比不低于50%，脂肪供能比不高于30%；人均每日蛋白质摄入量78克，其中，优质蛋白质比例占45%以上；维生素和矿物质等微量营养素摄入量基本达到居民健康需求。"

注意该纲要"全国人均每日摄入能量2200~2300千卡"指的是人均，不是某个个体，如果是你，那么你应该根据你的活动量来决定你的进食量，当然不是每一餐都精打细算，只是在一段时间内保持平衡即可，前提是你的体重达标。如果你这一顿吃多了，那么你下一顿或二顿不吃或只无热量饮食即可。当然想精细计算出每一餐进的热量，也不是很方便的事，其实你只要在一段时间内保持标准体重即可，也不要每天斤斤计较。但是晚饭尽量少吃或睡前不进食应该是高压线。这样有利于降低自己的身体怠速。见相关章节。

当你的体重超标或体内某些有机物的存在是你得病的原因（如动脉硬化斑引起的血管堵塞，抗原抗体复合物所致肾炎、风湿病等）那么你应该入不敷出，减少你的热量摄入，或无热量饮食，需使用该法使其燃烧掉从而恢复健康。

标准体重计数方法：

公式一

〔身高（cm）-100〕×0.9= 标准体重（kg）

公式二

男性：身高（cm）-105= 标准体重（kg）

女性：身高（cm）-100= 标准体重（kg）

以上两种计算方法，基本已被广泛采用。另外，最近军事科学院还推出一计算中国人理想体重的方法：

北方人理想体重=（身高cm-150）×0.6+50（kg）

南方人理想体重=（身高cm-150）×0.6+48（kg）

这一计算方法，比较适合南北地区中国人。

世界卫生组织推荐的计算方法

男性：（身高cm－80）×70%=标准体重

女性：（身高cm－70）×60%=标准体重

标准体重正负10%为正常体重

一般在标准体重±10%以内的范围。超过这一范围，就可称之为异常体重。

BMI体重指数（又称体质指数）计算法

体重指数（BMI）=体重（kg）÷身高（m）平方

例如：体重70kg÷身高（1.75米×1.75米）=22.86

BMI数值

最理想的体重指数是22。

正常体重：中国体重标准：正常范围18.5~23.9，超重24.0~27.9，肥胖≥28

14.1 人体所需要的主要营养元素

蛋白质、脂肪、糖（碳水化合物）微量元素、维生素、纤维素等。

烹饪破坏了食品可氧化元素。加热加速了氧化，让食品在吃前就部分丧失营养价值了。烹饪食品大多到了中老年，才表现出严重后果；不过，所有损害效果并非立竿见影。

请注意下述观点：

（1）因为食品营养价值降低了，烹调艺术专用于人为刺激人类食欲，所以多吃多喝就是自然而然的事情了。

（2）所有食品，尤其是烹饪食品，多少都会将有毒物质带入体内，而身体又必须将它们排泄。一些毒素直接来源于正在消化的食品，另一些毒素是身体代谢的副产品。吃得越多，毒素越多，身体重要器官衰退得越快。

（3）除了重要器官损耗外，身体无法排泄的毒素和矿物质废料逐渐沉积于动脉和其他身体组织。烹饪食品产生的毒素和矿物质废料最多，生鲜食品产生的毒素和矿物质废料最少。

（4）若温度超过摄氏48度（华氏118度），则会破坏新鲜食品包含的天然酶。一些权威人士认为，胃酸会破坏食物酶，所以食品加热对人体无害。然而，大量科学证据表明，食物酶在胃贲门部预消化后，才会被胃酸中和；若食物酶充足，则会进入肠内并为身体吸收利用。

（5）食品或饮料若加热至摄氏82度（华氏180度）以上，就会严重破坏营养价值，温度越高，破坏性越强。

一般地说，尽管吃素者比吃肉者健康和长寿，但是，若始终坚持能生吃的就生吃更有利于健康。

14.1.1 脂肪

脂肪由C、H、O三种元素组成。脂肪是由甘油和脂肪酸组成的三酰甘油酯，其中甘油的分子比较简单，而脂肪酸的种类和长短却不相同。脂肪酸分三大类：饱和脂肪酸、单不饱和脂肪酸、多不饱和脂肪酸。

脂类也是组成生物体的重要成分，如磷脂是构成生物膜的重要组分，油脂是机体代谢所需燃料的贮存和运输形式。脂类物质也可为动物机体提供溶解于其中的必需脂肪酸和脂溶性维生素。某些萜类及类固醇类物质如维生素A、D、E、K、胆酸及固醇类激素具有营养、代谢及调节功能。有机体表面的脂类物质有防止机械损伤与防止热量散发等保护作用。脂类作为细胞的表面物质，与细胞识别、物种特异性和组织免疫等有密切关系。

人体脂肪的主要功能之一是为肌肉提供能量。除"必需"亚油酸外，身体自己可以将蛋白质和碳水化合物转换成各类需要的脂肪，因而不必吃脂肪。人体对亚油酸的需求量极少，任何热量充足的饮食都可以提供丰富的亚油酸。甚至莴苣的脂肪含量，都可以达到总热量的9%左右。

西方饮食一个最严重的错误是，它含有的浓缩脂肪数量远远超出了身体可以承受的限度，无论饱和脂肪、不饱和脂肪，还是多不饱和脂肪，都是引发各类所谓的代谢或退化疾病包括癌症的主要因素。植物脂肪是蔬菜食品的天然成分，若生吃，则对人体有益。所有研究证据表明，动物脂肪不仅损害身体，而且与高胆固醇值和心脏病高发病率直接相关。因为动物脂肪含有胆固醇，所以它必定与胆固醇相关。多不饱和植物脂肪和植物油与癌症发病率相关，而且会增高心脏病病人心脏病发作的几率。

研究人员用脂肪含量为50%的饮食再添加2%的胆固醇来喂养几组猴子，无论食用何类脂肪，诸如花生油、玉米油或黄油，所有猴子都患上了心血管疾病，其中食用花生油的一组猴子的病情最为严重。由于多不饱和脂肪可以大幅度减低血胆固醇，因而医生认为它对心血管疾病病人有益。然而，事实恰恰相反。

请记住，上述讨论的目的，不仅仅是年轻时保持身体健康，也不仅仅是中年时远离心脏病发作或癌症，而是一辈子都要幸福快乐，充满活力。

14.1.2 碳水化合物

碳水化合物亦称糖类化合物，是自然界存在最多、分布最广的一类重要的有机化合物。主要由碳、氢和氧三种元素组成，由于它所含的氢氧的比例为二比一，和水一样，故称为碳水化合物。它是为人体提供热能的三种主要的营养素中最廉价的营养素。食物中的碳水化合物分成两类：人可以吸收利用的有效碳水化合物如单糖、双糖、多糖和人不能消化的无效碳水化合物，如纤维素，也是人体必须的物质。

碳水化合物的来源：糖类化合物是一切生物体维持生命活动所需能量的主要来源。它不仅是营养物质，而且有些还具有特殊的生理活性。是自然界存在最多、具有广谱化学结构和生物功能的有机化合物。有单糖、寡糖、淀粉、半纤维素、纤维素、复合多糖，以及糖的衍生物。主要由绿色植物经光合作用而形成，是光合作用的初期产物。它与蛋白质、脂肪同为生物界三大基础物质，为生物的生长、运动、繁殖提供主要能源。是人类生存发展必不可少的重要物质之一。

人类需要不断地利用碳水化合物和脂肪，以便为血液提供葡萄糖和游离脂肪酸，从而将能量输送到全部身体细胞。脑和神经系统专门消耗糖，肌肉按比例消耗脂肪和碳水化合物，其比例随着工作强度和持续时间的变化而变化。

碳水化合物的主要食物来源有：糖类、谷物（如水稻、小麦、玉米、大麦、燕麦、高粱等）、水果（如甘蔗、甜瓜、西瓜、香蕉、葡萄等）、干果类、干豆类、根茎蔬菜类（如胡萝卜、番薯等）等。

水果、蔬菜和谷类饮食是最佳燃料源。水果和蔬菜生吃的效果最佳，它们可以为血液提供一个理想的碱性环境。谷类需要烹饪才会有助于消化，由于它们含有的淀粉是一类复合碳水化合物，因而消化时间可能很长。谷类蛋白质含量很高。多数人群以谷类为主食。小米、乔麦、大米或许是最佳谷类食物，它不仅比其他谷类易于消化，而且一般不会生成酸性物质。

普通白糖或红糖，源于植物液，但丧失了植物的营养属性。水果、蜂蜜和花蜜含有天然葡萄糖和果糖，不仅易吸收，且数量稳定，易进入血液。蜂蜜主要成分为未化合的果糖和葡萄糖，来自天然蜂窝的蜂蜜，含有充足的矿物盐和其他营养物质以及天然酶，若不加热或加工，则会成为一种理想的营养食品。

14.1.3 蛋白质

蛋白质是生命的物质基础，没有蛋白质就没有生命。因此，它是与生命及与各种形式的生命活动紧密联系在一起的物质。机体中的每一个细胞和所有重要组成部分都有蛋白质参与。蛋白质占人体重量的16%~20%，即一个60kg重的成年人其体内约有蛋白9.6~12kg。人体内蛋白质的种类约十万之多，性质、功能各异。生命是物质运动的高级形式，这种运动方式是通过蛋白质来实现的，所以蛋白质有极其重要的生物学意义。人体的生长、发育、运动、遗传、繁殖等一切生命活动都离不开蛋白质。生命运动需要蛋白质，也离不开蛋白质。但蛋白质都是由20多种氨基酸按不同比例组合而成的，并在体内不断进行代谢与更新，其中有8种氨基酸称之为人体必需氨基酸，它们不能在身体内合成，必须通过饮食来补充。蛋白质的不同在于其氨基酸的种类、数目、排列顺序和肽链空间结构的不同。食入的蛋白质在体内经过消化被水解成氨基酸被吸收后，重新合成人体所需蛋白质，同时新的蛋白质又在不断代谢与分解，时刻处于动态平衡中。因此，食物蛋白质的质和量、各种氨基酸的比例，关系到人体蛋白质合成的量，尤其是青少年的生长发育、孕产妇的优生优育、老年人的健康长寿，都与膳食中蛋白质的量有着密切的关系。蛋白质又分为完全蛋白质和不完全蛋白质。富含必需氨基酸，品质优良的蛋白质统称完全蛋白质，如奶、蛋、鱼、肉类等属于完全蛋白质，植物中的大豆亦含有完全蛋白质。缺乏必需氨基酸或者含量很少的蛋白质称不完全蛋白质，如谷、麦类、玉米所含的蛋白质和动物皮骨中的明胶等。

动物蛋白质食品为保健必需品的观点，不仅为许多饮食学家奉为标准，而且成为普通百姓的饮食准则。这种误解加之烹饪食品的美味，不仅引起了饮食蛋白质含量过高，而且产生了极为不利的效果。人体摄取蛋白质后，首先被化学分解为单独的氨基酸，然后再重新合成为新蛋白质。人体无法存储蛋白质，过剩蛋白质或被转化为碳水化合物和脂肪为身体供给能量，或转化为脂肪贮存于体内。这个转化过程产生的有毒副产品必需排出体外。蛋白质，尤其是动物性蛋白摄入过多，对人体同样有害。首先过多的动物蛋白质的摄入，就必然摄入较多的动物脂肪和胆固醇。其次蛋白质过多本身也会产生有害影响。正常情况下，所以必须将过多的蛋白质脱氨分解，氮则由尿排出体外，这加重了代谢负担。而且，这一过程需要大量水分，从而加重了肾脏的负荷，若肾功能本来不好，则危害就更大。过多的动物蛋白摄入，也造成含硫氨基酸摄入过多，这样可加速骨骼中钙质的丢失，易产生骨质疏松。危害1、蛋白质如果摄取过量的话也会在体内转化成脂肪，造成脂肪堆积。2、一旦蛋白质在体内转化为脂肪，血液的酸性就会提高，这样就会消耗大量的钙质，结果储存在骨骼当中的钙质就被消耗了，使骨质变脆。3、肾脏要排泄进食的蛋白质，当分解蛋白质时会产生大量的氮素这样会增加肾脏的负担。如果蛋白质数量积累到了身体无法处理的程度，尿酸和氨一类的毒素就会滞留于血液，从而引起敏感部位发炎，容易引发关节炎、肾病和肝病、动脉钙化、癌症和其他代谢疾病。

大多数素食主义饮食仍将谷类作为蛋白质和能量源，然而，由于水果和蔬菜本身就可以提供充足的蛋白质。若一个人特别注重身体锻炼，那么，纯水果蔬菜饮食的问题就不是能否摄取充足蛋白质，而是能否摄取充足热量，所以，不要一日三餐，而要一日多餐。这类饮食脂肪含量低，凡是选择这类饮食的人，都是身体健康，体形瘦长。西方高蛋白饮食蛋白质含量约占总热量的20%，这是一个完完全全的错误。母乳可能是世界上最完美的天然食品，母乳喂养的婴儿，3到6个月后蛋白质将减少至3%。1969年的检测结果表明，西新几内亚高原居民健康饮食的蛋白质含量仅为3%。

14.2 体内有机物都是可以燃烧的

人体不是简单的机械设备，其复杂程度是难以让人想像的。目前世上存在再复杂的设备也无法与人体复杂程度相比。人体怕缺的就是氧，因体内无时不在进行燃烧，只要有氧，体内有机物都是可以燃烧的。人不会因几天甚至几十天或更长时间不吃糖而没有了血糖，亦不会因为上述时间不吃油而全身发干，更不会因同样时间里不吃蛋白质而身体散架。

改变不良生活方式的决心越大，改变不良生活方式的程度越高，生命质量越高，寿命越长。

在1956年召开的国际动脉硬化大会上有人提出人类动脉硬化可以治愈吗？德国一位病理学家奉命对集中营遇难者验尸，他发现：因数年监禁而死亡的囚犯甚至包括老人，心脏和脑动脉的动脉粥样硬化脂肪沉淀物经过身体吸收全部消失。究其原因在于，他们的饮食不包含一点脂肪。他们耗尽（燃烧）了体内储备的脂肪。体内有机物都是可以燃烧的。导致动脉硬化血脂是一重要因素，动脉硬化斑的大部分成分都是可以燃烧掉的，这时你体内需能量危机，也就是你体内需较长时间动用体内储备的能量来供能，才有机会燃烧硬化斑。

当人们进食低热量食物（水果蔬菜饮食），许多器官仍需要热量消耗，特别是心脏、肺、肝脏、肾脏和大脑等器官因为必须维持生命，而无法停止活动。若这些维持生命活动的器官缺少营养素，就会产生各种损害现象，为了避免发生这种情形，一旦身体停止补充热量，这些器官就会为了维持生命活动而开始利用体内的物质（体内有机物），包裹动脉硬化斑、炎症细胞、抗原抗体复合物、甚至肿瘤细胞。

换句话说，这些器官会开始利用原本不存在于体内的癌细胞，以及会引发溃疡性结肠炎、风湿性关节炎等发生炎性改变的细胞、免疫复合物，会引发各种疾病的过剩胆固醇、脂肪和糖分、废物等物质，来设法维持生命活动。

简单地说，就是将身体不需要的细胞或组织转换为心脏、肺、肝脏、肾脏和大脑等器官细胞所需的养分，利用这种方式来消灭这些过剩的有机物，这种情形叫做"自我分解"或"自噬"，无热量饮食疗法之所以能够使癌症好转，主要就是利用这种身体内的自噬系统完成的。

14.3 热量限制与自噬作用（参考前文）

细细胞自噬：是指细胞内受损、变性或衰老的蛋白质和细胞器被运输到溶酶体，溶酶体对其消化降解的细胞自我消化过程。早在1962年，在人的肝细胞中用电子显微镜观察到了自噬现象。随着分子生物技术的发展，人们对自噬的形态特点和分子机制了解逐步深入。近年来对自噬的研究十分广泛，自噬是在体内普遍存在的过程，其在清除代谢废物进而回收能量为细胞正常运转提供能量的过程中发挥重要作用。

自噬的激活和功能基础水平的自噬，存在于所有细胞，并参与以下病理生理过程的调节：①清除胞质内的垃圾产物，如受损的细胞器、代谢废物和过度集聚的脂滴等。②稳定细胞内环境，控制线粒体、内质网等的更新。③作为一种适应性机制，自噬可维持饥饿状态下细胞的正常代谢。是细胞内的"清道夫"。因此，细胞脂质沉积、氧化应激和禁食都可能诱导自噬的激活。

真核细胞降解细胞内物质主要通过2条途径——蛋白酶体降解和自噬降解。蛋白酶体主要降解细胞内短寿命蛋白质：细胞内几乎全部的长寿蛋白质、多数大分子物质以及所有的细胞器都通过自噬作用被运输到溶酶体内降解，以实现细胞本身的代谢需要和细胞器的更新。因此，自噬对维持细胞内环境稳定具有重要意义。

当细胞发生自噬时，细胞内先形成杯状的双层膜结构称为自噬前体。自噬前体逐渐延伸，包裹细胞质或损伤的细胞器形成泡状结构，称自噬体。自噬体再与溶酶体膜融合进入溶酶体腔，形成自噬溶酶体。底物在溶酶体内被多种水解酶降解后生成的脂肪酸和氨基酸可被用来合成蛋白质和参与细胞的能量代谢，实现细胞内物质的再循环利用。当细胞自噬不足时常导致细胞内被损伤的细胞器及变性蛋白等不能被及时清除，内环境的稳定状态被破坏。

自噬通过"资源－产品－再生资源"的循环经济模式，在细胞内部，细胞之间实现了废弃物资源化，使蛋白质、糖类、脂类、核酸类等物质得到循环利用，对生物体节约生产具重要意义。在热量缺乏或应激条件下，自噬首先发生，借助消化自身损伤的细胞器或大分子成分获得能量度过饥荒。如难以奏效，启动凋亡，牺牲部分不太重要的细胞以自救。这种从蛋白、细胞器到细胞的逐层降解机制是节约性的充分体现，使生物机体尽可能通过较少的牺牲应对内、外环境复杂的变化。自噬是细胞力图从恶劣条件下得以生存的保护性机制，通过"牺牲"部分细胞器和降解部分长寿命蛋白质来降低内耗，自给自足；当环境已经不允许部分细胞继续生存时，过度的自噬则导致细胞走向死亡。凋亡也是外界资源的限制下细胞前辈为后代的生存让路。可持续性也体现了生命的自我更新，自噬参与稳定细胞质内环境管理，控制了过氧化物酶体、线粒体和内质网等细胞器的更新。凋亡参与细胞内环境管理控制了细胞种群的更新，实现自身重新组织，雕塑出多姿多彩的生命形态，这种为了生而死的死亡，是与发生、分化、稳态等密切相关的生物学中的一大课题。

细胞能通过自噬作用降解细胞内受损的细胞器，该过程是将受损的细胞器（如线粒体）传递至溶酶体中降解，最终回收利用由此产生的大分子，是真核细胞中一个保守的降解循环系统。如果线粒体以这种方式降解，热量限制后线粒体生物合成的增加不仅是线粒体转换增加的结果，并且也是线粒体净合成增加的结果，表现为线粒体的数目处在动态上升之中。在老化过程中线粒体是最易受损害的，因而线粒体转换的增加对细胞是有益的，这样不仅能及时将受损的线粒体清除，并加以利用来产生能量，同时又合成新的线粒体，保证了呼吸作用的顺利进行和能量的供应。热量限制中通过自噬作用发挥部分抗衰老作用已有报道。热量限制促进了大鼠心脑细胞的自噬作用。在线虫中自噬作用对于热量限制延长其寿命是有一定作用的。基于这点，热量限制也许是通过增强细胞的自噬作用并及时清除了受损的细胞器来发挥其生物体的有益作用。对于人类，即使是短期热量限制也表现出了有益效应。

自噬负责降解损坏的细胞器和大分子，并能在应激状态下被激活，以延长细胞寿命。然而研究表明，随着年龄的增长，细胞内自噬功能逐渐降低，导致细胞内被损坏或衰老的细胞器以及变性蛋白质等进行性积聚，它们是导致机体衰老的重要原因。尤其是对于心肌细胞和神经元等长寿命细胞而言，更容易出现细胞结构的衰老变化。在衰老的心肌细胞，溶酶体内的脂褐素明显增多。脂褐素多聚体不但不能被溶酶体的水解酶降解，并可能导致优先分配溶酶体酶到含脂褐素的溶酶体内，从而占用了自身有效的溶酶体酶，使自噬的降解能力下降。衰老心脏自噬能力的递增性减弱至少部分归因于溶酶体内蓄积的脂褐素。

脂褐素蓄积的有害影响并不仅限于对自噬的抑制作用，含有丰富重金属的脂褐素不断增加及溶酶体膜的过氧化反应可能导致继发的溶酶体破裂，致使有害的溶酶体酶释放。当溶酶体酶的释放量有限时，能诱导自噬对细胞的修复作用。当释放量大时，溶酶体酶会攻击其他的蛋白质和线粒体，引起细胞色素 C 释放导致细胞发生程序性细胞死亡。

在心肌衰老过程中，衰老和损伤的缺陷线粒体逐渐堆积在溶酶体外的胞质中。缺陷线粒体通常体积较大，称巨线粒体，主要特征为线粒体嵴减少和体积膨胀及 ATP 合成不足。有缺陷的线粒体的出现可能起因于氧化损伤、不充分的自噬和基因缺失等。

鉴于在心肌衰老过程中常伴有自噬功能减弱，增强自噬可能成为一个有前瞻性的抗衰老策略。迄今为止，对哺乳类动物唯一有效的延长生命的介入治疗——热量限制伴随着自噬的上调，支持了这一观点。此外，最近首次在线虫中发现，与延长寿命相关的基因是自噬相关基因的同源基因，这为通过调节自噬来延缓衰老提供了基因学的证据。心肌细胞的自噬改变也可见于无明显心力衰竭的心肌病患者。如高血压或各种心脏缺陷引发的心肌肥厚，可见心肌细胞自噬减弱，细胞体积增大，而在心肌肥厚恢复期，心肌细胞自噬明显增强，细胞体积变小。

最近发现还有其他化合物也能调节心肌自噬，如 β-受体阻滞剂——普萘洛尔、钙通道阻滞剂——维拉帕米，它们对自噬有诱导作用，β-肾上腺素受体促效剂——异丙肾上腺素对自噬有抑制作用。根据最近的发现，基础状态下成人心脏的自噬对心肌细胞具有保护作用，并对心血管功能有保护作用，自噬不足或自噬过度与心肌衰老及一些心血管疾病发生发展有密切关系，虽然其潜在的机制目前还不很明确。

自噬缺陷导致基因组不稳定性增加，基因组不稳定性是肿瘤的标志特征，也是诱发细胞癌变的机理，自噬作为保守的"看家"机制，通过自噬清除因氧化应激而受损的细胞器（如线粒体和内质网）避免受损细胞器的累积，可以防止基因组损伤。

自噬缺陷促进炎-癌链转化与演进炎症，被认为是肿瘤的第七大特征。细胞凋亡与自噬性细胞死亡属于程序性细胞死亡。程序性细胞死亡是主动性细胞死亡，不存在细胞内容物的释放，因而不会引起周围组织的炎症。与此相反，细胞坏死后细胞内容物释放至周围环境，会引起炎症。自噬可以发挥间接的抗炎作用。

热量限制（饮食限制）：是指在提供生物体充分的营养成分如必需氨基酸、维生素、矿物质等，保证生物体不发生营养不良的情况下，限制每日摄取的总热量。包括经典饮食限制（限制热量摄入比自由摄食低40%，简单地说就是减少40%饭量）和隔日禁食。许多实验证实饮食限制能明显延缓衰老的速度，是改变许多动物种族寿命最有效与可重复性的一种干预方式。细胞自噬是生物在发育、老化过程中存在的一个净化自身受损蛋白质或细胞器的机制，在饥饿（尤其是氨基酸减少）的情况下细胞自噬被激活，被降解物质在各种酶的作用下分解成氨基酸和核苷酸等，进入三羧酸循环，产生小分子和能量（ATP），再被细胞所利用。自噬在生物体内部的物质能量循环中发挥重要作用。由此推测，生物体可能通过凋亡自噬，分别在细胞内、细胞间形成两个水平的物质能循环圈，对于保障生物体在细胞分子水平节约生产起到基础性调节作用，对细胞内环境的保护，清除多余、受损、癌变的或微生物感染的细胞，维持机体内环境稳定至关重要。凋亡通过基因控制细胞自主有序性死亡，胞膜始终保持完整，成为固缩性死亡。凋亡细胞散在于正常组织细胞中，死亡的细胞碎片很快被巨噬细胞或邻近细胞清除，无炎症反应，不遗留瘢痕，不影响其他细胞的正常功能。通俗地讲：干净利落，不会祸及周边细胞。胞质内环境的保护包括对无用、破损细胞器和有害大分子的处理。这一过程主要通过自噬完成。自噬由基因严格调控，将无用、破损的细胞器或有害大分子物质"包裹"后送往溶酶体，通过溶酶体内部的各种水解酶类降解重新利用，在组织和器官发育、清除病变细胞和病原微生物感染的细胞中发挥重要作用，如在帕金森氏病和老年痴呆症、肿瘤等病变细胞中常常能见到自噬现象。衰老破损细胞器和有害大分子物质的及时降解，对于维持胞质内部稳定具有重要意义。细胞通过自噬作用将之降解，是在细胞分子水平的自我环保行为，来对抗疾病的发生。

研究发现，在热量缺乏的情况下，磷酸腺苷激活的蛋白激酶促进自噬的发生，在热量充分的条件下，抑制细胞自噬。

细胞自噬的发生受多种因素影响。如热量缺乏、胰高血糖素可以诱导自噬的发生，像前面所提的热量限制即能刺激自噬；富含营养状态、胰岛素会抑制自噬的发生。它们的作用点在于影响氨基酸的浓度。当氨基酸浓度降低时，自噬启动以产生氨基酸保证细胞成活，反之则自噬被抑制。此外，细胞密度负荷、低氧、氧化应激、电离辐射、感染等也能激活自噬的发生，是细胞对外源性刺激的适应性反应。化学药物和激素水平的变化等亦能影响。化学药物有他莫昔芬、三氧化二砷及内皮抑制蛋白等。激素如胰高血糖素和胰岛素等，它们通过影响体内氨基酸的浓度来调节自噬。肝细胞容积也是自噬的影响因素之一，其容积增大，促进糖原、脂肪和蛋白质合成，使细胞内氨基酸浓度增高，同时改变细胞内离子浓度，从而抑制自噬发生。

一定范围及程度的自噬可能是细胞在恶劣条件下得以生存的保护性机制；而过度的自噬则导致细胞走向死亡。

热量限制也可推迟和降低老年相关疾病的发生，如肿瘤、心脑血管疾病、糖尿病、自身免疫病等。

体内有机物都是可以燃烧的。在饥饿的条件下，自吞噬可以调节细胞内长寿命蛋白质和细胞器的降解，产物被细胞重新利用。生命体借此维持蛋白质代谢平衡及细胞环境稳定，这一过程在细胞废物清除（像脂褐素）、结构重建及生长发育中起重要作用。

无热量或低热量饮食激活机体有限自噬，前文已提及。

如何激活细胞自噬具体实施有几种形式，见下文——如何让体内有害的有机物燃烧掉。

14.4 如何让体内有害的有机物燃烧掉

当体内某些有机物已对身体造成伤害或即将对身体造成伤害，或某种有机物的存在导致了某种组织器官的损伤时，你就得或必需让其燃烧掉。像胆固醇、尿酸、血糖升高；原发性高血压病、动脉斑块形成、肥胖、脂肪肝；某些免疫复合物导致的肾炎、肾病综合征、风湿性关节炎、系统性红斑狼疮等风湿性疾病等。

要让其燃烧掉目前只有一条较为安全的方法：限制热量摄入也就是让机体热量入不敷出。要么你增加活动量超过你吃进去的热量，要么你只吃水果蔬菜，无热量饮食，让其燃烧掉。有些病只能采取后者，你别无选择。见《不同疾病的饮食方法》章节。像服用减肥药以提高自身代谢的副作用已众所周知，甚至有的人因此而葬送性命，其他商业宣传的可信度只是商业行为。再像抽脂、手术切除脂肪也有其局限性，毕竟肥胖不仅仅是身体多出那块油的问题，重要器官组织的脂肪沉着才是致命的。

体内有机物都是可以燃烧的。节食时间可长可短，根据需要，可以是一天，也可以是一百天。长期节食会引起身体化学复杂的变化，必须由自然疗法医生周密安排，严格监控。节食原理，不外乎是限制热量摄入，并非不吃少吃东西，而应大量进食无热量水果、蔬菜（无热量饮食），有害物质被排除体外，身体将体内贮存的脂肪和毒素作为燃料来消耗，从而达到自我解毒的目的。与此同时，身体通过尿液、呼吸和汗液来排毒。节食减肥效果明显，长期节食，若不吃碳水化合物，身体则会利用脂肪、蛋白质去合成血糖，进而，肌肉组织（蛋白质）和脂肪就会逐渐减少。但是，数日后，由于脑和神经系统又适应了以脂肪异生作为主要能量源，因而蛋白质减少不会对身体造成严重损害。只有耗尽体内贮存的脂肪,才会危及肌肉组织。

14.4.1 体内致病有机物燃烧最快方法——无热量饮食

无热量饮食(只吃大量的水果、蔬菜)全面改善了身体化学,使大多数人的身体达到了史无前例的良好状态。因此,它具有治病的功效。而且是目前所知的药物无法比拟的,效果是难以想象的。

血流在3~4天内清洁。血粘度降低,红细胞分离并顺利通过先前不通顺的动脉和微血管,为缺氧部位输送充足的氧气。初期效果惊人,病情迅速好转,血压明显降低,胆固醇、三酸甘油酯(甘油三酯)和葡萄糖明显降低。

严格的无热量饮食若再辅以体育锻炼,数周后会改进身体代谢水平,尤其会改进脂肪代谢水平,另外还会形成侧枝循环,进而全面改善身体条件;体重则会达到理想值。

随着多余胆固醇和三酸甘油酯(甘油三酯)的不断减少,身体开始清理一直阻碍循环的动脉粥样硬化沉淀物。专家认为,只要严格执行"无热量或低热量"饮食方案,就可能在两年内治愈动脉粥样硬化。

只要严格执行"无热量"饮食方案,尤其是只要消除了应激和情绪障碍,就会迅速改善或治愈所有其他退化疾病。

只吃水果蔬菜。

水果蔬菜是人类的天然食品,人类对蛋白质和脂肪的需求量很少,只要合理搭配,水果蔬菜可以足量提供全部必需营养物质。因此,不要将水果仅仅视为传统饮食的副食,而是应将它们视为主食。水果蔬菜饮食具有下述优点:

(1)身体需要的营养物质最多,像维生素、微量元素。对身体组织构成危害的外来物质最少。

(2)最容易消化,消化需要的能量最少,需要的总热量最少。

（3）美味可口。

（4）采摘贮藏方便，进食方便。

（5）若摄取数量充足，则可以满足食欲；水果蔬菜饮食总是身体修长。

（6）蛋白质含量最少，但完全可以满足身体需要。

（7）脂肪含量最少，但完全可以满足身体需要。

（8）可提供能量，副产品仅仅为完全无毒的二氧化碳和水。

（9）为身体提供充足的纯净水。

（10）创造一个对人体有利的碱性环境。

（11）肠内有益菌占优势。

（12）无便秘现象。

（13）无自体中毒现象。

（14）身体可以自我解毒。

（15）血液纯净，血粘度低，循环顺畅，血压低。

（16）所有身体器官和组织磨损最少，堵塞程度最低。

（17）比动物蛋白食品便宜。

即使没有饮用水，水果蔬菜也是唯一可以单独维持人类生命的食品。因此，水果蔬菜实属人类的天然食品。如同所有动物，人类可以吃各种食品来勉强维持生存，但是，人类有近40种解剖学、生理学和生物学特征是独一无二的。它们表明人体最适合于水果蔬菜饮食。这些特征包括对甜食的天然偏好、颌和牙齿结构、唾液分秘、消化道长度、胰大小、立体色觉等等。实际上，人类这些特征与今天的原始野生灵长目动物完全相同，它们也是以水果为主食。

水果蔬菜适合于做主食，而不仅仅是作为传统饮食的副食品。研究发现，完全以吃各类新鲜水果蔬菜为生，即使到了老年，他们仍是身体修长，面相年轻，血压低，视力好，身体器官完好无损。

如同所有灵长目动物，人类还有一个与众不同的特征，即人体自身无法合成维生素C，可其他动物自身却可以合成维生素C（豚鼠和吃水果的蝙蝠除外）。鉴于此，许多权威人士极力提倡人类大量服用维生素C补剂，以弥补"大自然的过失"；他们认为，在数百万年前人类的进化历史中，大自然引起了这种对人类不利的基因突变。

吃新鲜水果，尤其是每天想吃就吃，想吃多少就吃多少（不能包括含淀粉高的某些品种像土豆等），而非一日三餐，则既不会增高血脂，也不会增高血糖，更不会升高血压。

新鲜无病的熟水果从来就不是致病原因，如前所述，植物酸不仅降低体温，减少燃烧或氧化反应，而且减少身体系统的废料，进而疲劳或饥渴感消失。身体营养充足，少量粗盐为身体系统吸收，衰老因素减少，衰老过程延缓，寿命延长。

只吃水果蔬菜，水果蔬菜的量一定要吃足，吃少了不行，保守的估计每天应在 2~5 公斤，或更多。如果你牙齿不好，可打汁饮用，但量一定要足。至于每次需持续多长时间，要看你当时身体状况，如果你处于营养过剩，那么你应该坚持较长时间，以上举例所提供的时间可供参考。若有效起码应在一周以上，一般在一周到十周不等或更长，具体应用时定期检查肝功、肾功、电解质。以确保安全。如果你是自身免疫性疾病患者，用无热量饮食法治疗疾病，那么你坚持的时间需更长，而且需更严格，为了你能生存下去，你必需坚持，像肾炎、肾病综合症、系统性红斑狼疮等。定期检查肝功、肾功、电解质。你一定要坚持，你一定要弄懂生命重要还是"受点罪"重要，如果你随心所欲的话受的罪将更多，甚至丢掉性命。

具体实施起来因季节、地域不同而有异，虽然目前物流很快，反季节水果蔬菜很多，但是还是以当令水果蔬菜为好。在这只以山东秋季为例。桃、梨、苹果、西瓜、葡萄、大枣等；想吃多少就吃多少，想什么时候吃就什么时候吃，有空就吃，吃足量；茄子、藕、西红柿、黄瓜可以生吃，茄子、豆角、芸豆、藕、西红柿、黄瓜、大白菜、卷心菜、苦瓜等开水烫了酱油、醋、盐，最多加上二滴香油凉拌吃。其中盐、油需要控制量，其他想吃多少就吃多少，而且只能多不能少。

14.4.2 体内致病有机物低速持续燃烧方法——低热量杂食

低热量饮食不能简单说吃多少，低是相对的，要看具体每人消耗掉的能量，要根据自己的活动量决定进食的量（参考前文）。如果你一天使出（消耗）十个馒头的劲（热量），而你一天只吃了六个馒头，那你亦是低的；假如你一天只使出（消耗）一个馒头的劲（热量），你却吃了一个半馒头，那你亦不是低热量饮食。不论你是多重的体力劳动者，你的体重超标或有增无减或血压高或血糖高或血脂高或正常饮食出现头晕，那你吃的热量太多了，简单地说你吃的饭太多了。你记住不是吃的水果蔬菜太多，目前你的任务是减少饭量（热量），增加水果蔬菜量。或者干脆只吃水果蔬菜一到二周。如何掌握二者之间的量，个体差异很大，不能一概而论。一个基本的原则：晚上少吃或不吃，或只吃水果蔬菜，空腹入眠，保持正常体重的下限，保持血脂、血糖、血压正常。要想让晚饭符合要求，你最好养成这样的习惯，把晚饭做的尽量简单或干脆不做，只吃水果。可以肯定的目前血脂、血糖、早期时血压也不能反映身体实际情况，尚缺乏早期预警指标。

14.4.3 体内致病有机物阶段燃烧方法

随心所欲的吃与水果蔬菜无热量饮食交替，这一餐或几天你可以随心所欲地吃，但是接下来你就得只吃水果蔬菜几餐或几天，以免你进的热量超过你的需要，长期会给身体带来不利。

不论你在官场还是在商场摸爬滚打，不论你一周有几天应酬，你总有一餐或几餐可控的时候。那么这一餐或几餐你就可以只吃水果蔬菜，任何谷物、肉蛋鱼类不吃，也可以说是吃几餐歇几餐，或吃几天歇几天。即使你每顿都是大餐，进入你胃的食物也不是别人硬塞进去的，进食的热量也取决你个人的意识，怨天尤人是无济于事的。如何平衡参考上文。

14.5 为什么要不停的吃水果蔬菜无热量的食物

任何食物不吃，只喝水不行吗？答案是肯定的。

进食水果蔬菜的营养价值及其好处以上已经提及。另一主要作用在于：消化器官是人体最重要的器官之一，一般临床上说的心衰、呼衰（肺衰）、脑衰等都是危及生命的。胃肠功能与她们同等重要，胃肠功能衰竭时更能危及生命，其功能的维持很重要的是有食物通过胃肠道。请看胃肠道的部分功能。

消化道被认为是机体内最大，也是最复杂的内分泌器官。

大多数消化腺的分泌活动只在食物存在的前提下进行，并且各部分的分泌量与消化所需要的量相适应。进食可以引起胃分泌、胰腺分泌、胆汁分泌、小肠分泌（主要由食物扩张肠腔的刺激或由小肠运动诱发）、大肠分泌（主要由食物残渣对肠壁的机械性刺激所引起的）。

14.5.1 胃肠激素通过多种分泌方式发挥作用

胃肠激素由胃肠内分泌细胞释放后作用于相应的靶细胞而产生生理效应，作用方式包括以下几种。

（1）内分泌：多数胃肠激素从内分泌细胞释放后，进入血液循环转运至靶细胞发挥作用，即经典的内分泌方式。例如促胃液素、缩胆囊素、抑胃肽和促胰液素等，主要是通过血液循环到达靶细胞而发挥作用的。

（2）旁分泌：一些胃肠激素释放后，在局部组织液中扩散至邻近的靶细胞起作用，这种作用方式称为旁分泌。例如胃窦部和胰岛内 D 细胞释放的生长抑素就是以旁分泌形式对邻近的促胃液素细胞或胰岛 B 细胞产生抑制性调节作用的。

（3）外分泌：胃肠激素由有腺管的外分泌腺中排出而发挥作用。

（4）神经分泌：一些胃肠激素还是胃肠道肽能神经的递质，由神经末梢释放后发挥作用，故称为神经分泌。血管活性肠肽和蛙皮素等作为神经分泌激素发挥作用。

（5）管腔分泌：胃肠激素由内分泌细胞释放后，沿着细胞与细胞之间的缝隙扩散入胃肠腔内发挥作用，称为管腔分泌或腔分泌。

（6）自分泌：胃肠激素从内分泌细胞分泌后直接作用于自身细胞或邻近与自身同类的细胞。

目前已知有的细胞可能只分泌一种激素，但有些细胞可以分泌两种以上的激素，特别是当细胞处于不同的功能状态和不同的成熟阶段时，其分泌的激素可以不同。

胃肠激素不仅调节消化器官的功能，也影响其他器官的功能。

14.5.2 胃肠激素的主要作用是调节消化器官的功能，但对体内其他器官功能也能产生广泛的影响

胃肠激素的作用包括以下几个方面。

（1）胃肠激素的主要功能是调节消化腺的分泌和消化道的运动。

胃肠激素的主要功能是调节消化腺的分泌和消化道的运动，其靶器官包括食管和胃的括约肌、胃肠平滑肌、胆囊、胃腺、胰腺、肝细胞等。不同的胃肠激素对不同的组织、细胞产生的调节作用各不相同。

（2）胃肠激素也可以调节其他激素的释放。

胃肠激素除能调节消化器官的功能外，还能调节体内其他激素

的释放。例如抑胃肽有很强的刺激胰岛素分泌的作用，在进食时，食物对消化道的刺激引起抑胃肽的分泌，可使血液葡萄糖浓度尚未升高时胰岛素的分泌就开始增加，这对于防止餐后血糖过度升高而从尿中失糖具有重要的生理意义。抑胃肽的这种作用被认为是一种前馈调节。此外，生长抑素、胰多肽、血管活性肠肽等对生长激素、胰岛素、胰高血糖素和促胃液素等激素的释放均有调节作用。

（3）胃肠激素对消化道组织的代谢和生长具有营养作用。

一些胃肠激素具有改善消化道组织代谢和生长的作用，称为营养作用。例如促胃液素能刺激胃的泌酸部位粘膜和十二指肠粘膜的DNA、RNA和蛋白质合成。给动物长期注射五肽促胃液素（一种人工合成的促胃液素活性片段），可引起胃的壁细胞增生。临床上也观察到，切除胃窦的病人血清促胃液素的水平下降，同时发生胃粘膜萎缩；反之，患有促胃液素瘤的病人血清中促胃液素的水平很高，并多伴有胃粘膜增生肥厚。另外，小肠粘膜细胞释放的缩胆囊素具有促进胰腺外分泌组织生长的作用。

（4）胃肠激素还能影响机体的免疫功能。

近年发现，肠粘膜固有层的淋巴组织中有肽类神经纤维，不少胃肠肽对免疫细胞增生、炎症介质与细胞因子的产生或释放、免疫球蛋白的生成、白细胞的趋化和吞噬作用、溶酶体释放以及免疫细胞氧化代谢等能产生广泛影响。同时，许多免疫细胞也能分泌胃肠肽，如巨噬细胞可分泌P物质、生长抑素、蛙皮素、β-内啡肽，淋巴细胞可分泌β-内啡肽等。其中有些神经肽如P物质、降钙素基因相关肽等还可作为内脏感觉神经递质，向中枢神经系统传递免疫细胞发出的信息，如炎症引起的疼痛等，成为神经系统和免疫系统相互联系的重要环节。

（5）胃肠刺激能影响肠粘膜对水和电解质的吸收。

肠道粘膜下神经丛及其分泌的神经肽能直接调节肠上皮的分泌

和吸收，对水和电解质在肠道粘膜上皮的运转发生影响。

大多数消化腺的分泌活动只在存在食物的前提下进行，并且各部分的分泌量与消化所需要的量相适应。

所以你必需不停地吃水果蔬菜，大量的吃水果蔬菜，足量地吃水果蔬菜，以保持消化道的正常功能，供应足够水、矿物质、维生素、纤维素等。从而保持机体的正常代谢，维持机体生命活力，燃烧掉体内多余的脂肪、多余的血脂、多余的沉积、更是多余的致病因素（像抗原抗体复合物、动脉粥样硬化斑块等），以及有潜在恶变的细胞等。

总之，在你吃足水果蔬菜量的前提下，少吃点饭要比多吃了更有利于健康。只有低热量的水果蔬菜才能随心所欲的吃，想什么时候吃就什么时候吃，想吃多少就吃多少。

14.6 肥胖的危害

"腰带越长、寿命越短"的说法被许多人所接受。美国科学家研究出一个公式：超出标准体重10公斤，将比应有寿命少活13%；超出30公斤，少活42%。

胖子的寿命比常人短，超30磅的人少活7年。吸烟又超重的寿命缩短13.5年。

据国外报道，仅单纯性肥胖者的平均寿命就比正常体重者明显缩短，据美国科学家研究发现，45岁以上超过体重标准10%的男子，每超过1磅（0.45千克左右）寿命缩短29天。

美国最新报道，40岁时就超重的人更可能比苗条的同龄人寿命短3年，根据预期寿命，这意味着中年肥胖就像吸烟一样有害。

在英国，每年3万人的死亡与肥胖有关，使他们的平均寿命减少了9年。

荷兰研究人员进行了这项研究，不吸烟而非肥胖的超重者，平均要减寿3年。肥胖者死亡更快。肥胖的非吸烟女性平均减寿7.1岁，而男性则减寿5.8岁。

对于吸烟者，情况更糟。肥胖的女性吸烟者比正常体重的吸烟者早死7.2年，比正常体重的非吸烟者早死13.3年。肥胖的男性吸烟者比苗条的吸烟者少活6.7年，比正常体重的非吸烟者少活13.7年。

肥胖可能让你早衰40岁。

肥胖是作为贫穷的指标，是贫穷的标志，以前作为富有指标一去不复返了。目前肥胖的危害远大于饥饿的危害，不只刚解决温饱问题的中国如此，据近期英国的统计也是如此。

近年来，肥胖的发病率越来越高，肥胖及由它引起的各种代谢疾病已成为21世纪威胁人类健康的重要原因之一，因而肥胖及相关的代谢综合征已成为当前研究的热点。据2010年7月在瑞典召开的第11届国际肥胖症大会报告的数据，当前全世界体重超重的人口将近10亿，肥胖症患者则达4亿7千多万人，且每年至少有260万人因此而死亡。特别需要引起注意的是儿童肥胖正成为人们日益关注的问题。虽然根据报告，在过去10年中儿童肥胖的增长速率趋于稳定，在有些国家甚至有所降低，但儿童肥胖症存在贫富差距，低社会经济人群的肥胖症比率仍在上升，因此对儿童肥胖的控制不容忽视。肥胖常伴随着一系列的健康问题，包括胰岛素抵抗、2型糖尿病、脂肪肝、动脉粥样硬化及退行性疾病如痴呆、呼吸道疾病、多种癌症等等。

肥胖的危害不可低估，严重者能胖死人。齐鲁网济南2014年4月22日讯：4月20日，被称为"中国第一胖"的山东日照22岁男孩孙某在睡眠中突然出现心率下降，经抢救无效不幸离世。据悉这位年轻男孩重达300kg（公斤），体重严重超过了同龄人，因为肥胖多脏器功能衰竭断送了年轻的生命。据有关专家分析，孙某的体重之所以如此，主要原因是遗传因素导致身体肥胖，但是与无节制的饮食同样有肯定的关系。

目前妊娠肥胖也成了一个严重的社会问题,带来的危害不可低估。

几乎所有饮食减重倡导者都认为热量是关键因素。热量是能量值的测量单位。若饮食提供的热量大于身体对能量的需求,则过剩热量会转化为脂肪贮存于体内。若提供的热量少于身体对能量的需求,则会渐渐减少所储存的脂肪,使体重下降。所以目前所用瘦身(减肥)饮食都会立竿见影。通过耗尽体内储备脂肪来瘦身减肥。若消耗的能量始终超出了饮食摄取的热量,则体内储备脂肪就会渐渐耗尽。

绝大多数人只有两种方法并用,才能保持身体健壮,即在减少摄取热量值的同时,增大能量消耗值。

首先,任何瘦身饮食都必须含有全部必需营养物质;其次,任何瘦身饮食都必须排除全部有害物质。由此可知,高蛋白饮食或高脂肪饮食都不是理想饮食。

低脂素食主义饮食,若不加烹饪并长期保持,则会收到节食的全部效果,同时还会提供必需维生素和矿物质。既可以保持最佳健康状态,又可以瘦身减肥,非果蔬饮食莫属。参考《体内致病有机物燃烧最快方法——无热量饮食》章节。

因为碳水化合物被视为肥胖的罪魁祸首,所以绝大多数瘦身饮食为高蛋白、低碳水化合物饮食,这实在是大错特错。如果只吃复合碳水化合物食品,且谷类、水果和蔬菜搭配合理。那么,它们就会为身体提供最佳能量,就会提供充足氨基酸以满足蛋白质需求,就会提供充足必需脂肪。最后,也是至关重要的一点,复合碳水化合物可以始终满足食欲,从而消除了因热量过剩而肥胖的危险。

体育锻炼是控制体重的第二个要素。脂肪含有的能量太高,即使长时间进行剧烈体育锻炼,消耗的脂肪也微乎其微。因此,不计其数的超重慢跑者，尽管坚持不懈进行体育锻炼，但体重却保持不变，除非他们改变饮食，否则超重就会成为老大难。

要想让体内多余的有机物消失只有让其燃烧，想偷懒或走什么捷径都是痴人说梦，只有在机体具有燃烧的条件（水果蔬菜饮食有充足的水、维生素、矿物质、部分氨基酸、碳水化合物、脂肪人体生存所具备的条件），而又不给其加油（机体所需足够多的能量：脂肪、蛋白质、碳水化合物，如谷物、肉、蛋、鱼等）时多余的有机物才能燃烧掉。

在这里你记住：你必需吃，你必需使劲吃，但你吃的热量不能多，那你只能选择水果蔬菜饮食一段时间或交替应用。

15.不同疾病的饮食方法

目前医学还有许多问题没有解决，还有许多病的病因未明，还有许多病治不好或无法治，或治和不治一样，或越治越坏，或根本无从下手。这时你不免接受一些非主流治疗（像中药、气功、饮食疗法等），前提是给你实施非主流治疗的医生，懂得你的病接受治疗的后果，起码懂得主流治疗是什么事。既便你接受目前主流治疗，如果能不矛盾地结合非主流的治疗，也可能取得事半功倍的效果。

2000多年前，医学泰斗、古希腊名医希波克拉底精辟地概括了为医之道。他说："病人的本能就是病人的医生，而医生是在帮助本能的。"这是至理名言！他所说的"病人的本能"，就是任何人的人体都具有自我修复的功能。可见，医生的责任，不在治标而在治本。为医之道，就是要调动和匡扶人体的内在潜能，除掉病根，通过增强人体的自我免疫功能和修复功能使人健康长寿！

100年前，在闻名世界的德国莱比锡路易斯·库恩诊所里，路易斯·库恩先生正是运用生鲜果蔬饮食来治疗病人的。从此以后，世界其他著名疗养院也纷纷仿效。

人不愿为健康付出自己的努力。他们需要吃药、打针、手术、无所不能的医生，或者奢望一些高昂检查会明察秋毫，防患于未然。一旦有病易被拥有"神奇"药物的"医学科学"所控制。一位医生，若提倡病人采用合理的预防措施，则自己的病人就会转身离去，跑到另一位手持简易处方簿或手术刀的医生那里就诊，他们认为你的建议一文不值。当他们走投无路回想起你的建议是正确的时候，早丢失了那时间和空间，只剩下永远永远的遗憾。青春不会再来，时间不会再来，机会也不会再来，就像生命一样是一次性的，遗憾只有遗憾了。人若不挖掘自己的潜力，只靠药物或手术刀好多疾病是不可战胜的，至少在不短的短时间里，甚至在更长的短时间里都是这样。科学发展了疾病会多起来，治疗的难度也会加大，在相当长的时间里形成恶性循环。像糖尿病、冠心病、脑血管病、高血压病，机理差不多搞清楚了，发病率却升上去了，而不是一般的上升。商品化的医药市场也助推了这种恶性循环的发展，把一些病种施行保险制的治疗方式也许会好些。

目前人类发现的疾病近七万种，能有把握治好的不足百种。几乎所有疾病都需患者积极参与端正心态。这里只能举几个例子。一切需要严格休息治疗的疾病都应该降低自身代谢，像风心病二尖瓣狭窄、急性肾炎、慢性肾炎、肾病综合征、尿毒症、急性肝炎、慢性肝炎、脑出血等等。如何降低自身代谢，见《降低自己身体的代速》、《体内有机物都是可以燃烧的》等相关章节。

若因营养过剩（一般说的吃得太多）所致的疾病住院，理应清淡饮食，若家人不听劝阻，总以为得病了应给"进补"，做一些病人平常喜欢吃的，而且是不限量的给予，这时病人不能自我控制，饱吃一顿使病情急剧恶化，甚至猝死。这时多抱怨医治不当或错治误治，其实是不听医务人员劝阻，自己把亲人送上黄泉路的，拿别人说事。喜庆事饱餐后，发生的乐极生悲也与此有关，这都是咱们俗语说的"撑死的"。人三顿五顿不吃不会饿死，为什么一顿饱餐就能撑死人呢？请看人是怎样吸收食物的：饱餐后吃进的脂肪、蛋白质、碳水化合物，除单糖外（像葡萄糖等）都不会以原形吸收，都得分解成小分子物质吸收，像脂肪分解成甘油三酯，蛋白质分解成氨基酸，碳水化合物分解成单糖（葡萄糖）才能被吸收，吸收时不是固体的，不是一块油、一块糖、一块蛋白质地吸收的。它们都需要水来稀释到一定浓度才能被吸收，也就是你吃进大量的食物后人体在吸收这些食物时必需带进大量的水到你血管，也就是必定有大量的水灌进血管里，吃的越多灌的越多，你的血管必需增加容量，对一些高血压、冠心病患者来讲这也许是被压倒的最后一根稻草，从而血管被胀破而发生脑出血，甚至致命。或者心脏负担不起而发生急性心衰，也危及生命。就像电机过载送电后转不动而烧毁一样。也像一个即将爆炸的气球，最后吹进的那点气体就是起爆原因。我见过一位八十多岁的老者，近几次被120急送医院前都是不听家人劝阻多吃了几口饭后发生的。经与其女儿交谈，回想起以前发生的类似事情，也与给老人做了他非常喜欢吃的东西有关。

15.1 内科疾病

15.1.1 代谢综合征

一种合并有高血压以及葡萄糖与脂质代谢异常的综合征，伴有低密度脂蛋白升高和高密度脂蛋白胆固醇降低。

代谢综合征的核心是胰岛素抵抗。

从普通意义上来说，胰岛素抵抗即胰岛素促进葡萄糖利用能力的下降。由于葡萄糖利用减少引起血糖水平升高，继而胰岛素代偿性增多，表现为高胰岛素血症，这是胰岛素抵抗的直接表现。

胰岛素抵抗会引起一系列的后果，对重要器官产生损害，胰腺也是胰岛素抵抗受累的主要器官。胰岛素抵抗还会造成全身性的影响。胰岛素抵抗会启动一系列炎症反应，胰岛素抵抗个体其炎症因子标记物，如C反应蛋白（CRP）和细胞因子白介素6（IL-6）水平会明显升高。胰岛素抵抗还通过对内皮功能的损害，加速动脉粥样硬化的进程。胰岛素抵抗还引起凝血和纤溶状态的失衡，出现高凝状态极易造成血栓形成。

内脏脂肪堆积是代谢综合征的重要特征，也是导致胰岛素抵抗的主要原因。目前认为内脏脂肪含量受遗传背景的影响，亚裔人群就具有脂肪容易堆积在内脏的特点。在内脏脂肪堆积的个体中，首先受累的脏器是肝脏。过多游离脂肪酸的沉积即可导致脂肪肝，并会引起肝酶水平升高，甚至肝脏结构的改变。同样，脂肪在胰腺堆积后可造成β细胞功能障碍。

代谢综合征加速冠心病和其他粥样硬化性血管病的发生发展和死亡危险。

由于代谢综合征中的每一种成分都是心血管病的危险因素，它们的联合作用更强，所以有人将代谢综合征称为"死亡四重奏"：中心性肥胖、高血糖、高甘油三酯血症和高血压。

代谢综合征及任何肥胖伴糖尿病的患者均需减肥。主要通过饮食和生活方式的改变及必要的药物。

（1）饮食调节：控制热量，减低脂肪摄入。低热量饮食，使体重控制在合适范围。早期最好只水果蔬菜饮食，要大量吃水果蔬菜。见《体内有机物都是可以燃烧的》等相关章节。

（2）锻炼：提倡每日进行轻至中等强度体力活动30分钟以上，如骑自行车、擦地板、散步、跳舞等。

（3）降压药物宜选用不影响糖和脂肪代谢者：如果你坚持水果蔬菜饮食一段时间，血压和体重自然会降到正常，降压药是不必要的，若初期血压高可选用下列药物。

首选：血管紧张素转换酶抑制剂（ACEI）和/或血管紧张素Ⅱ受体拮抗剂（ARB），尚可增加胰岛素敏感性。常用药物有：依那普利、培哚普利、雷米普利、福辛普利等，均为每日一次用药。ARB制剂有厄贝沙坦片、缬沙坦。β-受体阻滞剂和噻嗪类利尿剂剂量偏大时可影响糖耐量及增加胰岛素抵抗。钙离子拮抗剂：宜选用长效者。常用药物有：氨氯地平、非洛地平和硝苯地平缓释片等。

15.1.2 糖尿病

糖尿病的形成：

糖尿病是一种代谢疾病，其主要症状是身体无法正常代谢血糖，进而引起血糖值升高。绝大多数糖尿病起源于高血糖，而高血糖又阻碍了血糖与胰岛素的相互作用。年龄越来越大，身体越来越衰竭，代谢脂肪的能力也越来越低，因而糖尿病多发于成年人，专家称之为2型糖尿病。

细胞内的糖应比胞外低，细胞膜上有葡萄糖通道。当胞外血糖持续高，而胞内又不需要糖时，细胞就得有一种本能阻滞糖进入胞内。长此以往，细胞膜上的通道减少或者改变结构阻滞糖进入胞内。亦可能是胰岛素受体减少，从而导致糖尿病的发生。要逆转这种情况就得减少能量供给，纠正这种细胞结构。

如前所述，饮食脂肪摄取量是高血脂的主因。若饮食摄取了过量蛋白质和精制碳水化合物，则会进一步加重病情。应激也会引起血脂大幅度升高，一旦身体进入临界状态，应激就会加重糖尿病。

血糖代谢水平受制于胰岛素数量，而胰岛素数量又受制于胰腺的分泌能力。胰岛素不仅加工血糖，而且，一旦血液血糖值达到理想状态，胰岛素又会限制肝向血液释放血糖的数量。胰岛素还控制着身体储备的脂肪酸和甘油的释放数量。简言之，胰岛素不仅左右着血糖代谢，而且将燃料供应保持在理想状态。

多年来，专家一直认为，胰缺损引起了胰岛素缺乏，而胰岛素缺乏又引起了糖尿病。动物实验似乎"证明"：一旦切除胰腺，动物就会患上糖尿病；只要注射胰岛素，就会消除糖尿病。动物实验还"发现"：若定期、定量应用胰岛素，则身体可正常代谢血糖，进而可控制住血糖值，这最终演变成为糖尿病的标准疗法。先从动物胰提取胰岛素，再人工合成。若人工注射胰岛素，则可基本保证糖尿病病人正常的生活，不过，病人仍要忍受多种并发症之苦。

20世纪60年代，研究人员（再次）发现，绝大多数糖尿病病人血液天然胰岛素含量高于非糖尿病的人，有些糖尿病病人甚至要高两到三倍。由此可见，糖尿病病人胰功能正常，不存在任何缺陷。研究人员还发现，血脂越高，胰岛素效能越低。

一百年前，美国和欧洲的医学试验发现，绝大多数糖尿病病人胰功能完全正常，因而可借助于低脂素食主义饮食来实现身体康复。尽管人人知道肉食会加重糖尿病，但是，直到1923年，研究人员才发现脂肪是影响糖尿病的直接因素。

糖尿病患者进食过量的蛋白质同样危害严重，能加速肾脏损害，推进糖尿病肾病的出现。糖尿病的一个死因就是糖尿病肾病。

在美国，糖尿病的死亡率位居第三，糖尿病又是失明的首要原因。据1982年的统计资料表明，美国一年糖尿病的治疗费就超过200亿美元。专家曾以为糖尿病是一种遗传病，其实不然，二十世纪八十年代以前广大的中国农村，十庄八村想找一个糖尿病是真难啊，而现在的广大农村糖尿病可真多啊。人还是那些人，携带的遗传基因还是那基因，发病多的原因不外乎吃得多了，吃的热量多了，干的少了，用行话说热量入大于出所致。也就是说糖尿病起源于错误饮食，应激又会加重糖尿病。遗传可以使其易发，但是若不满足其发病条件也不至于发病。八十年代前后广大的中国农村或者复原广阔的中国大陆该病的发病情况最能说明这事，哪个国家的哪项研究有这么大的样本，又如此客观地说明这个问题。

美国的一个研究中心（普里蒂金长寿中心）用热量限制，成功地治愈了许多糖尿病病人。他们如是说："只要采用普里蒂金饮食（低热量低胆固醇饮食），在30到90天内，美国80%的糖尿病病人就会康复。"即健壮的体魄掌握在我们自己手中。因此，既不要怨天尤人，也不要自欺欺人，赶紧去厨房清理掉所有便宜食品，然后直奔水果蔬菜店去采购吧。见《体内有机物都是可以燃烧的》等相关章节。

15.1.3 高血压病

约有十二分之一的人患有高血压，高血压可加速动脉硬化，引起中风，致脑细胞的死亡，造成身体或脑力功能的丧失。当组织的死亡发生在心脏时，它的供血功能就会下降，并能造成心力衰竭或死亡。

一般来说，很多人不知道自己血压是否高，并且有许多高血压患者没有症状。但如果在你医生的办公室或家中备有血压计的话，高血压能够用血压计和听诊器很容易检测到。有多种针对高血压的有效疗法，最有效的措施是混合用药和生活方式的改变—避免抽烟和过量饮食，做足够的运动非常重要。有规律的运动和健康的饮食有时甚至可以取消用药。

一项研究表明，以前被人认为是正常的血压水平可能并不那么正常。目前标准设定的正常收缩压应低于 140 毫米汞柱，舒张压应低于 90 毫米汞柱。在这项新研究中发现，即使具有正常血压，但是仍然有患心脏病的风险。那些服用了抗高血压药物的患者血压能够缓慢下降，心力衰竭、中风或胸痛等症状通过治疗可部分消除。

血压是疾病的晴雨表

如前所述，120/80mmHg 的静态血压属于正常值，若一个健康者的静态血压值略低于 120/80mmHg，则表明其心血管功能出类拔萃。无论年龄多大，只要静态血压值升高（高血压），就意味着身体出了故障。静态血压升高的原因很多：高血压病和症状性高血压，后者是由其他病引起的，前者主要是进食（热量）相对过多引起的。锻炼不可能完全清除血液毒素，只有坚持正确的饮食，才能取得这种效果。

高血压与高血粘度直接相关，无论饮食是否含有盐，只要饮食脂肪含量为零，那么不出几日，血压就会大大下降。喝啤酒会增高血脂和血压，其他酒类产生的效果微乎其微。3天之内，每天喝3品脱啤酒，就完全可以让血压大幅度升高；对易患冠心病的病人，高血粘度诱发心脏病的危险性将会大大增加。

在美国一个研究中心，通过饮食矫正法，历时4周时间，高血压病人的平均血压就会降低15%。显然，这种效果得益于血粘度降低、氧气运送能力提高。不过4周时间太少，动脉循环不会有多大改善。如果从第5周开始，一直坚持严格控制饮食，那么，血压就会进一步降低，动脉和侧枝循环就会得到改善。

如果你患有高血压病又不想吃药，那你水果蔬菜饮食、适当体育锻炼直到自己的体重达到标准体重下限。饥寒交迫这可以说是少受点罪，你要知道光想好事没门。其实改变下认识就好了，就像冬泳运动员，挨冻并幸福着，何乐而不为。详见《体内有机物都是可以燃烧的》等相关章节。

15.1.4 老年痴呆症

脑动脉硬化症和脑萎缩症会引发老年痴呆症。多年来，研究人员一直认为，若用铝器皿烹制食品或用铝箔或铝罐包装食品，则人类会因摄取铝而患上该病。加拿大多伦多大学的试验研究发现，空调机散发的铝粒子足以杀死实验室培养的人体细胞。

1980年，美国耶鲁大学研究人员发现，若老年人铝摄取量高，则神经疾病发病率就会增高，诸如记忆丧失、视动协调能力减退。动物试验发现，若给动物身体注射铝，则会产生相似结果。由此可见，如同汞、铜、镉和铅铝也是一种有毒金属。铝广泛应用于各类蛋糕、色拉调料、腌制食品、发酵粉、加工干酪、抗酸剂和阿司匹林药。许多唇膏、护肤霜、护肤液也含有铝。有些地区还用含有铝的化学物质来净化自来水。

已有实验数据表明,在老年性痴呆病人中β-淀粉样蛋白的产生并不比同龄的正常人快,但是老年性痴呆病人的β-淀粉样蛋白清除明显比同龄正常人慢。诱导自噬的发生能够保护神经细胞,减缓认知功能损伤的症状.。在神经退行性疾病早期,激活自噬可加速变性蛋白的清除,延缓疾病的发展。这也许与此有关。

预防痴呆

造成痴呆的原因其实很多,有些甚至是遗传所致,以上提到的老年人铝摄取量高是其中之一,不过最常见的情形还是大脑里的血流阻塞引起的。换句话说,因为血流阻塞的缘故,造成大脑里的养分和氧气供给不够充分,因而降低大脑功能,才产生痴呆等。这种造成大脑里的营养和氧气供给不够充分不是全身营养不良造成的,多与全身营养过剩有关,与全身营养过剩造成的高血压、糖尿病、脑动脉硬化有关。每个脑细胞都像是一个胎儿,他的营养取决脐带的畅通,由于全身营养过剩造成的高血压、糖尿病、脑动脉硬化致使脐带（血管）淤积、破损、堵塞,那么胎儿只好营养不良甚至死亡。从而发生脑萎缩、痴呆。要想预防这种情况发生,首先解决营养过剩问题,使高血压、糖尿病、动脉硬化等不发生,或者积极治疗这些病,使大脑的供血系统保持通畅,脑细胞就不会缺乏营养而萎缩,就不会有或减少痴呆发生。

因绝大多数情况不是全身营养状况差,而是营养过剩血液粘稠、动脉狭窄,营养、氧气运输障碍所致。预防的主要措施就是净化血液,保持血管通畅,限制热量仍然是主要的。早期预防是主要的,特别是中年人更需注意,待血管堵塞了,脑子萎缩了,痴呆了,再去治疗不能有根本改变,预防更谈不上了,机会只有一次,就像生命只有一次一样。预防这些见《让自己的血管通畅》《体内有机物都是可以燃烧的》等相关章节。

另外需适量运动,即使瘫痪在床上,只要下巴还能动就不会有事,一旦下巴不太能动时,人就会开始痴呆起来。所以平常一定要好好咀嚼食物来运动下巴,走路时也要姿势端正,尽量找机会来锻炼抗重力肌。

换句话说,想要不痴呆,就要在痴呆前让全身血管保持通畅,记住体内有机物都是可以燃烧的,热量限制是最主要的,其次就要尽量走路,每天只要走一个小时就行了,如果因为忙碌没办法走一小时的话,不妨提前一站下车步行,或是尽量不搭电梯,改走楼梯等,设法在日常生活中增加自己走路的机会。注意用脑。见《锻炼自己的大脑》等章节。

15.1.5 心脏病

世界卫生组织于 2014 年 5 月更新了有关全球疾病状况的评估报告,报告显示,在过去 10 年中,缺血性心脏病、卒中、下呼吸道感染和慢性阻塞性肺疾病仍然是导致人类死亡的四大主要原因。

2012 年,全球估计有 5600 万人死亡,非传染性疾病所致的死亡占全球死亡总数的 68%,较 2000 年的 60% 略有升高。四种主要非传染性疾病包括:心血管疾病、癌症、糖尿病和慢性肺疾病。传染性疾病、孕产妇、新生儿和营养状况所致的死亡占全球死亡总数的 23%,损伤所致死亡占死亡总数的 9%。

心血管疾病是全球第一大致死原因:2012 年,1750 万人死于心血管疾病,即每 10 名死者中有 3 名死于心血管疾病。其中,有 740 万人死于缺血性心脏病,670 万人死于卒中。

在全球范围内,烟草使用是导致许多致死性疾病的主要原因之一,包括心血管疾病、慢性阻塞性肺疾病和肺癌等。总体而言,烟草使用与全球近 1/10 的成人死亡相关。吸烟常常是导致致死性疾病的隐匿性原因。

美国克利夫兰诊所是世界顶尖的搭桥手术中心，弗洛伊德·卢普（FloydLoop）博士在该所做心血管外科主任，他也转而信奉热量限制疗法，而且介绍病人去该类（热量限制疗法）研究中心治疗。

长期热量限制对人心脏舒张功能降低具有改善作用。热量限制具有心脏特异性作用，可以改善老龄化舒张功能降低。这些对心脏功能的有益作用可能通过热量限制对血压、全身炎症和心肌纤维的作用来介导。

急性心肌梗死时，应该完全水果蔬菜饮食二周，若不太方便咀嚼，应饮用足量的自制果汁或成品果汁原汁以净化血液、稀释血液、减少堵塞血管的有机物。见《体内有机物都是可以燃烧的》等相关章节。

一旦侥幸逃脱首次心脏病发作，病人就要将饮食调节放在第一位，否则，康复就是痴人说梦。即病人必须杜绝摄入脂肪和胆固醇，最好采用无热量饮食法，不出数日，血流就会越来越清洁，氧气运送能力也会随之越来越高，必须坚持适当的时间，以便堵塞血管的东西燃烧掉。体内有机物都是可以燃烧的。

如果你不改变你的生活方式，即便你心脏放了支架或做了搭桥术，不久你就会发现你放的支架太小或太短，或者支架已塞死，搭的桥已不太通，再做搭桥术连放桥墩的地方都没有。

15.1.6 肾脏疾病

中新社北京（2011）六月十八日电：在中国的一百万肾病患者中，有二分之一可以通过肾移植挽救生命，但目前每年只有六千例成为幸运者，而绝大部分患者因没有移植供源而等待死亡。为此，近二百位器官移植专家今天在北京召开学术研讨会，探讨亲属活体供肾的问题，为那些愿为挽救亲人而献出自己器官的人提供医学支持。北京器官移植学会主任委员、北京友谊医院器官移植中心主任张玉海教授称，中国亲属活体肾移植由于受传统观念以及医疗费用等因素的影响，开展的例数很少。一九九九年全国共开展的五千多例肾移植手术中，只有七十六例是亲属供肾的肾移植手术，不到总数的百分之二。二〇〇四年全国肾移植约七千例，活体肾移植的上升到百分之四，但仍远低于国外的比例。北京器官移植学会副主任委员、解放军三〇一医院器官移植中心主任敖建华教授认为：由于亲属器官移植供体健康状况良好，提供的肾脏受损伤程度轻，"冷缺血时间"短，所以急性排斥反应发生率及移植肾丧失率都较低，患者五年存活率比尸体肾移植提高十三点二。世界首例亲属肾移植做于一九五四年，受者存活八年；中国首例亲属肾移植手术做于一九七二年，存活一年。

肾移植是治疗肾脏疾病的最后一招，不得已而为之，抛开钱不说，移植后长期服用抗排斥药物，整天活的提心吊胆，生活质量可想而知了。

如果你不幸得了肾脏疾病，你千万别等到此时才想起饮食疗法，或者你找我给你看看也未尚不可，那你也许就不要进入移植行列了。你千万千万别走到这一步才想起来我跟你说的，真到这一步也只有这一步了。你要知道目前的医疗水平就是让你慢慢地或者快速地走到这一步。不可否认药物可以延缓你到达这步的时间，在这时间里你应该想法跳出这泥潭，哪怕是试试看，在不想做肾移植手术医生指导下实施水果蔬菜饮食。其理由有四：

（1）限制热量饮食可唤起机体自噬（如前所述）来修复被损坏的细胞和细胞器从而修复被损伤肾组织。

（2）体内有机物都是可以燃烧的：引起肾脏病变的重要因素之一是抗原或其复合物，在限制热量过程中，这些致病物将被以燃料的形式燃烧掉，从而解除病因，为疾病的治愈建立条件。即便是血管堵塞，不能为肾有效输送氧气、营养所致者，水果蔬菜饮食也是必要的。详见前章《体内有机物都是可以燃烧的》。

（3）降低机体的代谢率减轻肾脏负担：减轻体重、减少体表面积、降低中心体温，从而降低机体耗氧量，降低代谢，需要肾脏排泄的代谢产物减少，减轻了肾脏负担。

（4）肾脏疾病的发生与微血管病变有关，血管内皮生长因子是一种内皮特异性的生长因子，能促进内皮细胞的增生、迁移，增强微血管通透性，并参与了微血管病变的病理过程。目前，血管内皮生长因子与肾脏疾病关系的研究主要集中在糖尿病肾病方面，现有很多研究证实血管内皮生长因子在早期糖尿病肾病的进程中起到重要作用。热量限制可以改善实验大鼠的肾脏损伤，其分子作用机制可能为热量限制通过抑制氧化应激进而下调了血管内皮生长因子的表达。

就像前面已经说过的生命只有一次，机会其实也是一次，不能错过机会只留有后悔。目前这方面的完整资料缺乏，我敢断言在相当长的时间里不会完整，因为这不符合商业规律，只有信不信由你了。

脂质紊乱肾损害。脂质代谢紊乱包括甘油三脂水平增高、高密度脂蛋白胆固醇水平降低。脂质代谢异常产生的机制也与胰岛素抵抗相关。脂质代谢紊乱持续存在即可导致肾脏损害发生及肾脏疾病进展，其可能的机制为：①脂质，尤其是低密度脂蛋白，可以直接或间接刺激系膜细胞增殖，导致肾小球系膜基质合成增多。②脂质过氧化也参与肾小管上皮细胞损伤，直接或间接参与肾小管——间质的慢性进行性病变。

早在1860年人们就意识到脂代谢紊乱与肾组织病变有关。近20年来的动物研究进一步揭示了高脂血症对肾脏疾病进程的影响。哪个国家居民蛋白质和脂肪摄取量过剩，哪个国家就会盛行肾病；头痛药和其他止痛药滥用也会引发肾病。数百年来，研究人员不断发现，熟肉与肾病的关系最密切。西方饮食总会引发便秘，要知道，结肠吸收的毒素进而加重了肾的负担。

纠正高脂血症可以改善肾小球硬化、肾小管纤维化的程度，即使血胆固醇正常的患者，为使高密度脂蛋白代谢正常，预防性地使用调脂药物，可减慢慢性肾脏疾病发展速度。细胞分子研究已深入发现他汀类药物在改善肾脏血流动力学、内皮功能、降低单核细胞和系膜细胞增殖、系膜基质积聚及抗炎症方面均有积极的作用。不用药物改变生活习惯使血脂正常更有利于肾脏疾病的恢复。水果蔬菜饮食在此最能派上用场。记住不是一顿一天一周就了事的，必需一段时间，一月、二月或更长。（请在支持这种观点的医生指导下进行）。

肾移植

做肾移植手术时，必须让病人服药来抑制免疫系统，以防止身体组织排斥新肾。肾移植手术者癌症发病率居高不下。同样应参考以上建议，实行热量限制。其理由有四（同前）。

15.1.7 便秘

有资料显示多数癌症病人患有便秘，间断使用水果蔬菜饮食法就能解决便秘问题。

要把排便当政治任务看待，解决便秘见有关章节的简易方法。

15.1.8 低热量饮食对女性原发性颅内压增高症有益

颅内高压症是一种临床上常见的神经系统合并症，临床上常根据颅内压增高的原因分为原发性和继发性两种。原发性颅内高压（又称良性颅内高压），最常见症状是头痛（94%）；一过性视力模糊（68%）；搏动性颅内噪音（58%）；复视（38%，多为水平性）或失明（30%），原发性颅内高压一般预后良好。

英国伯明翰大学的研究人员对饮食与女性原发性颅内高压症的相关性展开研究。来自英国2家医院的37名女性参与研究，其中12人因接受原发性颅内高压手术未参与研究，最终25人参与该研究，所有受试者体重指数（BMI）均大于25，原发性颅内高压发病3个月以上且伴视乳头水肿。

该研究分3个阶段，第1阶段：1~3个月不对受试者进行饮食干预；第2阶段：4~6个月限制受试者饮食摄入量，每天饮食摄入总热量控制在425千卡；第3阶段：7~9个月不对应试者进行饮食干预，并跟踪随访受试者的饮食习惯。

研究者在每个阶段结束时对患者进行颅内压、头痛评分、视乳头水肿、视野和视敏度等相关指标的检测。通过这些指标评估饮食对原发性颅内高压的影响。研究发现第1阶段所有受试者的各项指标保持平稳，第2阶段受试者体重明显降低，平均减少15.7kg；颅内压平均下降8.0cmH2O；头痛评分平均下降7.6分；视乳头水肿减轻；视野保持稳定，其中5位受试者的单眼视野改善；少数受试者出现耳鸣、复视等症状。第3阶段未对受试者进行饮食干预，但受试者的各项指标基本保持第2阶段的程度。

研究显示低热量饮食有助于降低原发性颅内高压女性患者的颅内压，同时可改善头痛、视乳头水肿等情况，低热量饮食对颅内高压的病情改善甚至可以延续到停止这种饮食后的3个月。

15.2 眼病

如同其他身体功能，只要血液纯洁、输送能力正常，就会保持最佳视力。

若热量过剩，则动脉硬化症和高血脂会引起血液循环不良；进而，年龄越大，视力损害越严重。20岁青年的视野可达95%，而70岁老年则往往会减退到75%。

只要限氧10分钟，就会缩小健康青年的视野。若吸烟，则一氧化碳会不断消耗血氧。因此，只要戒烟两周，吸烟者的视野就会扩大36%。

白内障、视网膜脱离：只要采取低脂、低胆固醇饮食、低热量饮食就不会出现或延缓出现上述视力障碍。

原发性颅内压增高症出现视乳头水肿及对视力的影响：措施见上文。

减少不良的用眼习惯，尽量减少看电视、电脑、手机。尽量减少某些辐射对眼的损伤。

15.3 外科疾病

15.3.1 关节炎饮食

关节炎以及其他代谢疾病的康复奥秘在于：

采用低脂、低蛋白质饮食，以新鲜熟水果为主。不吃酸性谷类食品、肉、蛋和奶制品。糙米营养丰富且脂肪含量少，故为最佳谷类食品。最好生吃水果蔬菜，限制进食总热量，保持标准体重。

由于引起关节炎的原因不一，有些人采用蔬菜水果饮食可迅速消除关节炎，有些人的关节炎则应该参考肾病、预防软骨损伤、抗骨质疏松等相关章节。

15.3.2 骨质疏松

若蛋白质摄取量高，加上不活动，则易引起骨质疏松症，即骨骼脆弱易折。若每日蛋白质摄取量超过95克，则身体就会因高酸性而出现矿物质负平衡。若每日蛋白质摄取量为140克，那么，无论钙的摄取量多大，则日均损失60毫克钙。英国检测结果表明，70岁的吃素者的骨骼密度等于或高于50岁吃肉者。详见《减少自己的器官组织磨损》章节。

15.3.3 癌症

15.3.3.1 癌症是怎么得的（致癌因素）：

有物理、化学和生物学致癌因素和细胞凋亡（自噬）减弱以及基因的缺陷等。在体内经过代谢活化过程，形成氧自由基。这些活化形式的氧自由基，既可直接损伤细胞的 DNA，又可间接干扰细胞的氧化还原反应，最终引起细胞癌变。活化形式的氧自由基，可使不饱和脂肪酸进行过氧化作用，产生脂质过氧化物。脂质过氧化物既可致癌，又可致突变。引起人体内氧自由基增多的因素很多。环境污染、体内代谢紊乱、创伤、感染、缺血、缺乏维生素 A、维生素 C、维生素 E 及微量元素硒、铜、锌、锰和吸毒等，都能引起体内氧自由基增多。

物理因素：紫外线和宇宙射线照射、电离辐射可致癌，包括短波和高频为特征的电磁波辐射，以及电子、质子、中子等的辐射。二战中受原子弹辐射的广岛、长崎居民癌症死亡率高，首先是白血病，其他为消化道癌、肺、肝和膀胱癌，以及乳腺癌和卵巢癌。

化学因素：常见的化学致癌物有来自化疗药物及杀虫剂的氮芥、环氧化物、内酯类；来自香烟及煤烟的苯并芘；来自染料及橡胶的芳香胺类像苯胺、氨基联苯胺；来自食品添加剂及染料的氨基偶氮染料；亚硝胺类以及霉变食品中的黄曲霉菌素。另外一些金属像铬（铬酸盐厂、电镀铬）可致肺癌，镍（镍工厂）可致肺/鼻癌，砷（农药）可致肺癌/皮肤癌，镉（染料）可致前列腺癌；吸烟的致癌性以及厨房油烟的致癌性；高蛋白高脂肪饮食可致肠癌等。

生物致癌：肿瘤病毒也可以致癌，生物致癌主要是指肿瘤病毒。主要有：多瘤病毒、人乳头状瘤病毒、腺病毒、EB 病毒、乙型肝炎病毒等感染。

个体遗传因素：个体遗传特性决定肿瘤的易感性。另外 DNA 修复缺陷和基因组不稳定性在癌症的发病中也至关重要。即使有基因缺陷，如果不满足发病条件也不会发病或延迟发病。这里也有内外因关系。

癌症时肿瘤细胞异常增殖是细胞凋亡（自噬）减弱的结果：细胞凋亡是一种细胞生长的负性调控机制。在正常情况下，细胞处于增殖与凋亡的动态平衡状态。若增殖加强、凋亡被抑制，或即使细胞增殖无明显加强，但凋亡明显受抑制，均可能导致肿瘤。所以，目前认为肿瘤异常生长是增殖亢进而凋亡减少的结果。唤起自噬对肿瘤预防及治疗的初期阶段，具有广阔前景和极其重要的意义。

正常的多细胞生物体中，进行正常的能量代谢和生物活动同时，还会产生一些不必要的老化细胞器或蛋白及代谢物，自噬在清除代谢废物进而回收能量，为细胞正常运转提供能量的过程中发挥着重要作用。如果自噬作用受影响，细胞一些正常代谢活动不能正常进行，生物体自发性肿瘤的发生几率便可能增多。研究发现，肿瘤发生与自噬缺陷有关。基础性的自噬对于癌症发生的早期阶段起着积极的对抗作用。

最近的研究发现，自噬抑制肿瘤的作用并不是简单地通过促进肿瘤细胞死亡来实现。相反，在肿瘤细胞凋亡受阻、自噬功能丧失所导致的细胞坏死增加，可能是促进肿瘤不断演进的祸端。自噬对肿瘤的限制性作用，并不能简单地归因于自噬性细胞死亡，而是通过多种层面、多种机制来实现的。

基因组不稳定性是肿瘤的标志特征，也是诱发细胞癌变的机理。自噬作为保守的"看家"机制，通过自噬清除因氧化应激而受损的细胞器（如线粒体和内质网）避免受损细胞器的累积，可以防止基因组损伤。

自噬缺陷促进炎-癌链转化与演进：炎症被认为是肿瘤的第七大特征。炎性肿瘤微环境可以促进肿瘤细胞增殖、血管形成和侵袭转移。细胞凋亡与自噬性细胞死亡属于程序性细胞死亡。程序性细胞死亡是主动性细胞死亡，不存在细胞内容物的释放，因而不会引起周围组织的炎症。与此相反，细胞坏死后细胞内容物释放至周围环境，会引起炎症。当细胞凋亡途径和自噬途径同时失活时，如果代谢应激持续的时间和强度超出细胞的耐受，细胞将发生坏死。部分肿瘤细胞坏死后导致的炎性微环境将进一步刺激其余肿瘤细胞的增殖、转移。自噬可以发挥间接的抗炎作用。细胞自噬防止坏死引起的无菌性炎症和巨噬细胞浸润，不仅可以限制肿瘤细胞生长，同时也可以抑制肿瘤侵袭转移。另外抑制自噬活性，可能有利于致病微生物持续感染，有利于慢性炎症的存在。

自噬与肿瘤治疗：由于调控细胞凋亡相关的信号通路紊乱，多数肿瘤细胞对凋亡产生抵抗，自噬性细胞死亡使杀灭这类凋亡抵抗的肿瘤细胞成为可能。保持自噬活化在肿瘤的预防和治疗初期阶段有着广阔的前景和极其重要的意义。

研究发现，在热量缺乏的情况下，磷酸腺苷激活的蛋白激酶促进自噬的发生。在热量充分的条件下，抑制细胞自噬。自噬可维持饥饿状态下细胞的正常代谢。热量限制可诱导自噬的激活（详见有关章节）。

一旦确诊癌症，家人就认为活不多久了，能享多大福就享多大福，能做什么好吃的，就做什么好吃的。认为这样才能对得起患者。有时医生也给患者家人这样说。其实这里亦存在活着是为了吃，还是吃是为了活着的问题。如果你选择后者，那你就接受水果蔬菜饮食疗法，这里需你下决心权衡利弊，并与亲人（患者）充分沟通，你的选择只有一次，因为生命只有一次，时间和空间只有一次选择，你选择的对错决定亲人（患者）的生命长短。由于人的千差万别，同一个选择可能有不同的结果。如果在最后阶段，在目前可知条件，这也是唯一的选择。当放疗、化疗、手术都不能使用的时候，你不免选择一下，但进食的水果蔬菜量一定要足够。因为身体肥瘦不是决定你能否生存的主要条件，肿瘤长得快慢扩散程度才是你生存长短的决定因素。想方设法让肿瘤生长放慢延迟扩散才是唯一选择。高热量饮食特别是高蛋白饮食，不仅是身体正常组织获得营养增加，肿瘤掠夺营养的能力比正常组织大的无法比，肿瘤获得的营养相对更多，长得更快，易于扩散。人瘦点不会致命的，但肿瘤一旦长起来会破坏性掠夺更多营养，或扩散到重要器官而致命。

15.3.3.2 抗癌饮食

最近的研究表明，自噬作为溶酶体降解途径的形式之一，在蛋白质降解和细胞器更新过程中发挥了重要作用，尤其是在热量缺乏时自噬通过分解代谢来维持细胞活性，对细胞是一种保护性的作用。自噬作为一种细胞自我保护方式，在肿瘤的形成以及肿瘤生长的抑制作用也日渐明了，从长远眼光来看，自噬对肿瘤细胞周期的调控很可能成为新的肿瘤治疗方向，具有重要的意义。

热量限制：一般指在满足机体对蛋白质、维生素、矿物质等需要的基础上，通过减少脂肪或糖类的摄入而使食物提供的总能量减少40%。这里注意不是不吃东西，而是吃"大量"的低热量的食物，像水果蔬菜等。只是吃的热量减少，也就是不吃油、谷物、鸡鱼肉蛋等热量高的食物。

热量限制使动物具有较低的自然或诱发肿瘤发病率。而肥胖可使男人和女人的患病率分别上升33%和55%。因此，近年来节食减肥在欧美渐趋流行。过去一度认为，减少脂肪摄入可能是降低癌症发病率的关键因素。以后的类似实验结论，热量限制从10%到40%均可起到预防肿瘤作用。由此表明，热量限制激活自噬才是起作用的主要因素。总结过去的报告，其主要机制可能包括：（1）热量限制可抑制肿瘤细胞的生长；（2）热量限制使血浆胰岛素水平下降；（3）热量限制增加肿瘤细胞凋亡；（4）热量限制使突变基因的表达水平降低；（5）热量限制抑制环境中的致癌物质如黄曲霉毒素 B1 与 DNA 的结合。

绝大多数人类研究发现，癌症发病率与血胆固醇值呈正相关。

癌症是一种体质病，癌症主要起源于饮食，这个"新奇的"癌症观至少从 1809 年起就流传于世了。当年，英国伦敦一位医学博士撰写了一篇学术论文，专门介绍运用生鲜水果蔬菜治愈癌症的方法。然而，直到最近一段时间，癌症"研究机构"才真正开始研究生鲜水果蔬菜的疗效。此前，这类观点及其拥戴者均受到无情排斥和打压。

人体若缺乏维生素 A 和 E 以及碘、硒、镁、钾和锗一类矿物质，则易引起癌症。许多人为了预防癌症，经常服用合成维生素和矿物质。如前所述，讲究饮食，合理摄取维生素和矿物质也是一项预防癌症的方法。

硒能防止致癌物质与正常细胞脱氧核糖核酸结合，从而起到抑制癌细胞发生的作用。含硒蔬菜有荠菜、大蒜、香菇、番茄、南瓜等。

用世界著名癌症专家的话来说，代谢或退化疾病，"无法用医学来解决，因为它主要是一个营养和社会问题。这个问题不能通过动物实验、疫苗和药物来解决。统计学家、药理学家、生物化学家和医生都不能解决社会问题。"

以生鲜水果和蔬菜为主的饮食，是治疗癌症和其他代谢疾病的最佳饮食。如前所述，早在 19 世纪初，人们就用类似饮食治愈了癌症病人。

50 年前，国外医生曾有告诫"若想避免癌症，就应吃全麦面包、生鲜水果和蔬菜，不吃任何肉食。一则营养充足，二则易排泄体内废料、保持细胞环境清洁。只要合理饮食、适当锻炼、保持消化道洁净，就不必担心癌症。"

简单地说，就是将身体不需要的细胞或组织转换为心脏、肺、肝脏、肾脏和大脑等器官细胞所需的养分，利用这种方式来消灭这些对机体不利的有机物。无热量饮食疗法之所以能够使癌症好转，主要就是利用这种身体内的自噬系统完成的。见相关章节《体内有机物都是可以燃烧的》等。

国外研究用一种平衡、高纯净饮食来喂养老鼠，这种饮食包含全部已知维生素和营养物质，则老鼠肝内无法生成一类酶，而这类酶恰恰又具有抑制致癌化学物质的功能。但是，若用含有紫花苜蓿的天然饮食来喂养老鼠，则它们肝内可生成这类酶。若将紫花苜蓿添加到纯净饮食里，老鼠肝内也会生成这类酶。其他动物实验研究表明，即使给动物饮食添加了致癌化学物质，这类酶也具有增强预防癌症的功效。卷心菜、球芽甘蓝、萝卜、椰菜、花椰菜、菠菜、莳萝和芹菜也有助于肝内生成这类酶，不过，功效大小依赖于蔬菜新鲜度和种植土壤的质量。

植物有助于生成保护性酶的化学物质。它们同属一个称之为"吲哚"的有机化合物质家族。柑橘类水果含有一种具有同样功效的化学物质，这种化学物质称之为黄酮（详见排毒等相关章节）。实验室实验研究表明，豆类和种子富含植物血凝素，它们有助于动物预防癌症。

多种植物含有苦杏苷，医学专家认为，苦杏苷可抑制或杀死癌细胞。苦杏苷又称之为维生素 B17，非传统的医生常将苦杏苷用作主要抗癌物质。显而易见，食用苦杏苷，要想取得良好治疗功效，就必须辅之以科学饮食，同时还必须注意改变错误生活方式。

15.3.3.3 乳癌

若某个国家居民以高脂肪饮食为主，则乳癌发病率居高不下。乳癌发病前往往先出现肿块。不过，一旦矫正饮食一段时间，肿块就会消失。

乳癌是美国 35~50 岁妇女死亡的首要原因；荷兰和丹麦乳癌发病率为日本的 7 倍，究其原因在于，日本人以低脂肪饮食为主。

在一次世界素食主义者代表大会上，丹麦的克里斯廷·诺尔菲博士告诉与会人员，她采用纯生鲜蔬果饮食治愈了自己的乳癌。后来，她建立了一家名为"休闲之家"疗养院，病人和工作人员全部采用纯生鲜蔬果饮食。于是，各类风湿病和关节炎消失了，牛皮癣、胆结石、肾结石和膀胱结石不见了，脱发、体脂肪累积和头皮屑也无影无踪了。

15.3.3.4 癌症饮食治疗实例

1979年5月，英国《健康》杂志采访了一癌症患者，她告诉记者，50年前，她患上了卵巢肿瘤，但1928年她禁食肉类后，肿瘤竟然自动消失了。从此以后，她一直保持纯天然的生活方式。斯旺森说："饮食治百病。只要保持身体内部环境清洁，就会治愈任何疾病，要知道，身体具有自我修复功能。"

新安东尼·萨蒂拉罗博士当年48岁，担任美国费城医院院长，他同样战胜了癌症，完全康复了。不过，他的故事结局还算圆满。1980年9月出版的《星期六晚邮报》首先介绍了萨蒂拉罗博士的康复奇迹。萨蒂拉罗博士可以说是一个典型病例，他整天超负荷工作；工作压力一直很大，对自己严格苛刻，吃饭总是匆匆忙忙，晚上还喜欢去饭店享受美味佳肴。

1978年5月，他决定做一次全面体检，发现身体多处肿瘤。骨扫描又发现颅骨、右肩、脊椎、胸骨、左侧第6肋骨肿瘤。进一步检查还发现睾丸和前列腺也有了肿瘤。尽管医生认为生存率为零，但他坚持做了手术，然后接受激素治疗。他的体重从145磅增长到170磅。身体一天到晚疼痛难忍，他不得不服用药物，包括吗啡。1978年8月，萨蒂拉罗博士的父亲因癌症去世，他驱车赶回新泽西州老家奔丧，葬礼结束后便动身返回费城。归途中，可以说神差鬼使，萨蒂拉罗博士做了一件史无前例的事情，他让两名搭便车的旅行者坐上了自己的汽车。恰恰是这个举动挽救了他的生命，或许还间接地挽救了许多人的生命。两名搭便车的旅行者都是年轻人,一名在后座进入了梦乡,另一位名叫肖恩·麦克莱恩的小伙子则与他一路攀谈。萨蒂拉罗博士告诉麦克莱恩,他刚刚参加了父亲的葬礼,自己也会很快因癌症不久于人世。麦克莱恩回答道:"你不会死,癌症并不都是难于治愈。"麦克莱恩说这句话的时间是1978年8月9日。萨蒂拉罗后来说:"我看了一眼这个乳臭未干的小伙子。"大约一周后,他收到麦克莱恩寄来的一个包裹,里面是一本书,书名为《癌症长寿饮食疗法》。他漫不经心地翻了翻,打算扔进废纸篓。突然,他发现封地印有另一名费城医生的推荐语,这名医生运用长寿饮食疗法治愈了自己的乳癌。于是,他开始阅读这本书。1978年8月24日,抱着"最后一搏"的心态,他拜访了丹尼·韦克斯曼先生,韦克斯曼当时担任费城东西基金会会长,他负责长寿饮食疗法的培训工作。韦克斯曼建议他采用长寿饮食,并且开始还要忌吃鱼、油、面食。尽管萨蒂拉罗博士将信将疑,但他别无选择,只好施行长寿饮食疗法。两周后,绝大多数身体部位的疼痛消失了,除了雌性激素外,他停止服用所有药物。他开始体验舒适感,身体也越来越好。起初,受过多年正规医学训练的萨蒂拉罗博士仍持怀疑态度,但最终也承认这一切应归功于长寿饮食。他发现,只要一停吃长寿饮食,疼痛就会复发。于是,萨蒂拉罗博士以后就一直严格遵守长寿饮食的规则。他的体重又恢复到145磅,身体也越来越好。1979年6月,他拜访了美国东西基金会董事长之后,他就停服了雌激素,身体继续康复。1979年9月25日,他去自己工作的医院做了一次全面体检,结果令其他医生震惊不已:癌症完全消失了。

15.3.3.5 预防癌症

预防癌症,首先要熟悉致癌因素。详细见前。

1985年,纽约西奈山医学院的克洛斯教授发表了一份研究报告,报告指出:"将吃得很饱的实验用鼠以某个剂量的放射线照射时,全部的老鼠都罹患了癌症，但以同样剂量的放射线照射只吃了一半分量食物的老鼠时，结果只有0.7%的老鼠罹患癌症。"

熟悉物理、化学和生物学致癌因素及个体遗传特性决定肿瘤的易感性。另外DNA修复缺陷和基因组不稳定性在癌症的发病中也是至关重要的内在条件。

低热量饮食或无热量饮食能消除致癌的绝大部分因素，在肿瘤预防及肿瘤治疗初期有重要意义。

如果你同意这个观点，就应该做到：

（1）选择纯生鲜水果蔬菜饮食，水果蔬菜要富含维生素A和C，最好没有喷洒农药，不包含任何难于消化成分。不吃调味品或佐料。

（2）低热量饮食。

（3）严格控制盐、糖、咖啡、酒精等。

（4）只喝洁净水。

（5）避免空气污染，不吸烟。

（6）尽量不服用各类药物。

（7）拔除或修补蛀牙。

（8）远离电视机辐射，尽量少看电视。

（9）拿出一定时间，摘下眼镜，到户外晒太阳；若有条件，最好不穿衣服晒太阳，但不要暴晒过度。

（10）选择轻度有氧锻炼项目，但不要过于疲劳。

（11）休息充足。

（12）千方百计摆脱压力和忧虑，努力做到心态平静。

（13）豁达大度，自信乐观。

（14）多与亲友沟通交流，取得他们的道义支持。

15.3.4 结石病

胆结石及泌尿系结石见排毒有关章节。

后 记

感谢:

《健康革命》[澳大利亚]罗斯·霍恩◎著 中国书籍出版社

《长寿文化史》[英]卢卡斯·博亚◎著 花城出版社

《人体垃圾清洁手册》纳兰鲁直著 江西科学技术出版社以及对养生有贡献的有志之士相关著作